TÍMIDO A
SEDUTOR

*Aprendendo a Arte da Sedução
e Habilidades Sociais*

Giovanni Amato

Dedico este livro a todas as mulheres da minha vida, tanto as do passado como as do presente. Quero agradecer a todas vocês, pois graças a vocês aprendi muito sobre a vida e me tornaram quem sou. Se não fosse por vocês, não estaria aqui agora escrevendo este livro, nem teria conhecido cidades, países e muitos outros aspectos da vida. Além disso, vocês me fizeram conhecer os princípios da sedução que agora tento transmitir neste livro. Cada uma de vocês é única e maravilhosa. Muito obrigado por terem me tornado uma pessoa melhor. Vocês sabem que sou uma alma livre, mas sempre me lembro de vocês.

CONTENTS

INTRODUÇÃO

Este não é um livro comum sobre sedução e desenvolvimento pessoal. É um livro que surge da experiência e conhecimento de mais de dez anos no campo da sedução, desenvolvimento pessoal e habilidades sociais. Ele vem à luz depois de ter ajudado muitos homens que, como você, também eram tímidos e inseguros, mas graças aos princípios da sedução, os quais estão escritos aqui, conseguiram alcançar seus objetivos e pôr fim aos seus sofrimentos e desconfortos, tornando-se verdadeiros sedutores.

Este é um livro no qual vou te guiar no difícil caminho de como deixar a timidez para trás, para se tornar um sedutor, um novo homem alfa, um homem seguro, decidido e na melhor versão de si mesmo.

O objetivo deste livro é que você descubra todo o seu potencial, concentrando-se na naturalidade, na reflexão, na autoinspeção e na autodescoberta. De modo que, ao terminar a leitura, você seja consciente de quais são seus pontos fracos, para poder melhorá-los, e de seus pontos fortes, para poder aplicá-los e melhorar em todos os aspectos

1

de sua vida pessoal, sentimental e sedutora, com o objetivo de trazer à tona sua melhor versão, deixando para trás a timidez, seus fardos mentais e esses medos que impedem seu progresso em sua vida social e sentimental.

Aviso que este não é um livro mágico, nem um passo a passo com técnicas inventadas para conquistar, mas pelo contrário, é um livro no qual eu o convido a descobrir sua própria essência, a se descobrir, a confiar em si mesmo, a trazer sua melhor versão à tona e a ter sucesso em seus próximos relacionamentos.

Este não é um livro para ser lido em uma tarde, pois nele estão escondidos princípios muito importantes de sedução, contados através de histórias reais, os quais você deverá interiorizar e mastigar bem para poder digeri-los corretamente, caso contrário, é bem possível que você se engasgue e cause indigestão.

Por isso, recomendo que leve a leitura a sério, leia-o devagar, releia-o, faça os exercícios propostos em cada capítulo com a maior sinceridade possível, mas sem esquecer o mais importante: entrar em ação. Não se limite apenas a lê-lo, pois esta leitura sem ação não lhe trará nada, e você acabará perdendo seu tempo e seu dinheiro.

Então... se você está pronto para dar uma mudança radical em sua vida, se você quer começar a ter encontros casuais, ou começar a ter um relacionamento bem-sucedido com a garota que você gosta, ou se você deseja passar de ser tímido para se tornar o sedutor que sempre quis ser... sem dúvida, este livro é para você.

Mas cuidado! Antes de começar a lê-lo, eu te aviso que... se você não se comprometer primeiro consigo mesmo a mudar sua vida, eu não poderei fazer nada por você, pois nesta vida tão bonita que vivemos, nada se conquista sem compromisso, esforço e sofrimento. Portanto, eu não vou te prometer um caminho fácil de unicórnios, fadas e fantasias, nem sucesso imediato. Pelo contrário, após aplicar os princípios descritos aqui, você vai falhar muito, e depois mais ainda, mas após se levantar e aprender com seus erros, eu prometo que você se tornará o sedutor que tanto deseja. Contanto que você esteja disposto a pagar o preço do compromisso, responsabilidade, esforço e mudança.

Você está preparado para começar esta jornada, mudar sua vida, trazer à tona sua melhor versão e se tornar essa pessoa confiante, bem-sucedida e sedutora que sempre quis ser?

Vamos começar!

ANTES DE COMEÇAR

5 chaves para ler este livro

Gostaria de lhe dar algumas diretrizes sobre como ler este livro corretamente. Você pode seguir ou não, depende de você, mas acredito que são diretrizes muito importantes não apenas para ler este livro, mas para qualquer livro de autoajuda que você queira ler no futuro.

1. **Aborde com uma mentalidade aberta**. Esteja receptivo à mudança, deixe-se aconselhar e tire sempre suas próprias conclusões do que está escrito aqui. Não siga tudo cegamente. Abraçar a incerteza, aceitar suas fraquezas e defeitos. Trabalhe para melhorá-los, concentre-se em ser sua melhor versão e interiorize as chaves da sedução.

2. **Faça uma leitura rápida**. Destaque os pontos-chave e assimile o conteúdo. Em seguida, faça uma segunda leitura mais profunda, identificando os princípios

aqui presentes, sublinhando frases ou palavras que sejam importantes para você e fazendo anotações nas margens sobre reflexões, ideias ou soluções que lhe ocorram.

3. Este é mais um conselho, no qual convido você a **compartilhar este livro com um amigo** que esteja na mesma situação que você, para que possam se motivar juntos e se ajudar mutuamente na aprendizagem. Talvez um de vocês interprete algo de forma diferente e possam discutir e refletir sobre isso em conjunto. Duas mentes trabalham melhor do que uma, isso é um fato.

4. **Mantenha um bloco de notas**, no celular ou em papel, como preferir. O importante é que, quando estiver colocando em prática o que aprendeu neste livro, anote seus pensamentos, interações bem-sucedidas ou fracassadas, e tente tirar suas próprias conclusões, com base no aprendizado da sua própria experiência e deste livro. Dessa forma, você consolidará de maneira mais profunda o que aprendeu, facilitando assim a tarefa de se tornar um novo sedutor.

5. **Retome a leitura deste livro** e releia

sempre que necessário. Não é segredo que os humanos tendem a esquecer o que aprenderam se deixarem passar um pouco de tempo. Eu mesmo, como autor do meu livro anterior, "Mentalidade Sedutora", ainda o leio de vez em quando para relembrar o que escrevi na época, e faço isso quando preciso me motivar ou inspirar. Quando sentir incerteza, retome a leitura e se motive novamente. Se você decidir seguir os cinco conselhos que lhe dei, poderá extrair o máximo do conteúdo deste livro. Na minha opinião pessoal, é assim que você poderá tirar o melhor deste manuscrito e aproveitá-lo ao máximo. Lembre-se de nunca deixar de colocar em prática tudo o que aprendeu, levar a leitura muito a sério e fazer todos os exercícios propostos.

Dito isso, acredito que você está pronto para começar a leitura, e seu caminho para a mudança está prestes a começar. Comece a acreditar em si mesmo, a mudança é possível. Boa leitura!

"Um sedutor abre tantas portas quanto uma chave." - Giovanni Amato

PARTE I:

A Mudança de Mentalidade, De Tímido a Sedutor

COMPREENDA O MOTIVO DA SUA TIMIDEZ

CAPÍTULO I

Todo mundo sabe que existem pessoas que são extrovertidas por natureza, é algo óbvio, mas também é evidente que, se você decidiu adquirir este livro, não é o seu caso. Portanto, vai precisar fazer esforço e trabalho para mudar sua condição.

Imagino que você seja uma pessoa mais tímida e insegura, que deseja deixar de sê-lo, então vamos aproveitar essa motivação e vontade de mudar que você tem para transformar sua condição de tímido. Porque, como você já deve saber, tudo nesta vida pode ser mudado, se você fizer algo a respeito e se esforçar.

Então: a timidez pode ser resolvida? Claro que sim, pode ser mais fácil ou mais difícil, dependendo do tipo de pessoa que você é, mas definitivamente pode ser mudada e você pode passar de ser tímido a ser um sedutor.

Para entender a timidez em sua natureza, vamos ver quais são os tipos de timidez que existem, suas causas e mais tarde veremos como podemos resolvê-las, mas primeiro vamos entender e compreender qual é o seu problema. Vamos analisar os casos de timidez.

1. **Timidez crônica**: Este tipo de timidez é caracterizado pela total falta de confiança em si mesmo, e como falta de confiança é transmitida para qualquer área da vida, tudo te gera medo e desconfiança. Poderíamos dizer que é a pior forma de timidez, a mais complicada e a que mais esforço vai exigir para superá-la.

2. **Timidez Situacional**: Neste caso, estamos falando mais de um medo social, que pode ser iniciar uma conversa com uma pessoa desconhecida, ir a algum evento. Em resumo, é a mais comum de todas e, portanto, a mais fácil de superar.

3. **Timidez Afetiva**: Este tipo de timidez surge no âmbito romântico ou sexual, seria o medo de expressar seus sentimentos, mostrar afeto ou tocar o outro. Em suma, é o medo de estabelecer qualquer tipo de contato com o gênero

pelo qual você se sente atraído.

4. **Timidez cognitiva**: A timidez cognitiva refere-se à ansiedade social que surge em situações que exigem habilidades cognitivas, como trabalho em equipe, resolução de problemas ou tomada de decisões.

Ahora que você já tem uma ideia clara de quais são os tipos de timidez que existem, espero que tenha percebido qual é a sua, pode ser uma, duas ou até todas, o importante aqui é que seja honesto consigo mesmo, assimile qual é o seu problema e esteja aberto a mudá-lo.

Vamos ao que interessa, porque tenho certeza de que você está se perguntando: "Isso tudo é muito bom, mas... qual é a solução?" Perfeito, é para lá que vamos, meu amigo, mas primeiro, vou te contar minha história pessoal, para te motivar e para que entenda os princípios para superar a timidez.

Desde que tenho consciência, até meus vinte e poucos anos, sempre fui uma pessoa muito tímida, tinha medo de tudo, de expressar minha opinião, de falar com desconhecidos e o simples fato de iniciar uma conversa com uma mulher, ou com qualquer estranho, me aterrorizava. Via isso como algo inatingível e me sentia incapaz. Quando tinha a oportunidade, gaguejava e ficava vermelho como um tomate, e como já sou ruivo por natureza, você pode imaginar a cena... era um espetáculo digno de admiração, como pode imaginar.

Claramente, tudo isso me frustrava e me deixava muito preocupado, poderia dizer que não era feliz, porque sentia que a timidez era um fardo em minha vida, do qual eu era incapaz de me livrar e que impedia meu desenvolvimento completo em qualquer área da minha vida. Felizmente, eu estava ciente disso e sempre que podia refletia sobre o problema, mas não encontrava uma solução viável, me autoenganava (por covardia) pensando que... talvez fosse assim mesmo, que minha condição natural era ser medroso, tímido e incapaz de falar com uma mulher. Todas essas eram auto-mentiras infundadas que eu mesmo criava, por medo de encarar a realidade e por medo de sair da minha zona de "conforto". Que na verdade não passava de uma caverna fria e desconfortável no meio da Antártida. Infelizmente, eu ainda não conhecia outra realidade, então me agarrava a ela como se não houvesse outra alternativa.

Felizmente, isso mudou um dia, não foi de uma hora para outra, foi um caminho e um processo lento, mas mudei. O motivo foi que percebi que o problema vinha da forma como estava me falando e como via o mundo, porque não me aceitava como era, os diálogos internos que tinha eram todos negativos, não gostava de mim, me via feio, me sentia inseguro, no final não dizia nada de bom para mim mesmo, então tinha medos e crenças limitantes que eu mesmo tinha imposto. Além disso, minha maneira de ver o mundo era totalmente negativa, então pensava que tudo estava contra mim, e que estava vivendo em um mundo hostil, onde seria julgado por qualquer coisa que desse errado. Novamente, um pensamento infantil de criança da escola, que era muito difícil de superar, mas como pode ver, era um pensamento totalmente irracional e, felizmente, eu estava começando a perceber isso.

Percebi tudo isso com uma simples observação, via amigos que eram capazes de falar, de conquistar mulheres, de ter encontros, enquanto eu não conseguia. Sempre me perguntava: O que havia de errado comigo que me fazia diferente deles? Será que eu sou inferior? Será que me faltava coragem? Será que é tudo mental? Como posso superar isso? Por que sou tímido e eles não são?

A conclusão foi que eu mesmo era o problema, que eu mesmo era meu pior inimigo naquele momento, que só dependia de mim dar a volta por cima, então a dei. Decidi pegar o controle da minha vida, e mudar até me tornar o que sou agora, um escritor, um viajante, um festeiro, uma pessoa de bom humor, confiante, e claro, um sedutor que nunca mais ficou sem mulheres em sua vida.

Claro que não foi um caminho fácil nem rápido. Levou tempo para eu chegar onde estou agora, mas o primeiro passo foi reconhecer meu problema e estar aberto a mudar minha personalidade na vida, sem deixar de ser eu mesmo, e foi isso que fiz.

Portanto, por favor, não se desanime se você encontrar dificuldades ou se frustrar durante o processo. É algo totalmente normal, todos nós passamos por isso. Então, quando isso passar pela sua cabeça, apenas lembre-se de que... o mestre não se tornou quem é da noite para o dia, primeiro, antes de tudo, foi um aprendiz. Assim é com tudo na vida, tudo é um processo. Não se pode pretender ser um Jedi sem antes ser um Padawan.

Como conselho, posso dizer que algo que me ajudou muito a superar a timidez foi pensar na absurdez desse problema em si. Eu refletia sobre tudo o que estava perdendo nesta vida maravilhosa simplesmente por não ter coragem de encarar a realidade. Por isso, me comprometi comigo mesmo a me superar dia após dia, a ganhar confiança em mim mesmo e, em última análise, a deixar para trás a pior versão de mim mesmo.

Se você leu atentamente esta história pessoal, perceberá quais são as chaves para superar a timidez. Se não o fez, sugiro que releia até identificar os princípios para superá-la, que estão contidos nesta breve história pessoal. De qualquer forma, nos próximos capítulos, você descobrirá mais chaves para superá-la e poderá mudar sua mentalidade para uma mentalidade de sucesso.

Para concluir o capítulo, deixo alguns pequenos exercícios para ajudá-lo a superar a timidez.

Exercício

1. **Identifique a origem da sua timidez**: Faça uma lista das situações ou circunstâncias em que se sente mais tímido. Tente identificar a origem da sua timidez. Foi causada por algum evento específico? Tem a ver com sua autoimagem? Com qual tipo de timidez você mais se identifica? Uma vez identificada a origem, você pode começar a trabalhar para superar sua timidez.

2. **Enfrente seus medos**: Pense em uma situação em que se sinta particularmente tímido. Desafie-se a enfrentar essa situação. Se tem medo de falar em público, tente falar em uma reunião ou jantar com amigos. Se tem medo de falar com uma mulher que gosta, aproxime-se dela e inicie uma conversa. Com cada pequeno passo que der, se sentirá mais confiante e menos tímido.

3. **Pratique a exposição gradual**: A exposição gradual é uma técnica que envolve enfrentar seus medos de forma gradual. Se tem medo de falar em público, por exemplo, pode começar

falando na frente de um pequeno grupo de amigos ou familiares, depois em um grupo maior e, finalmente, em público. Esta técnica permite enfrentar seus medos gradualmente, o que ajudará a se sentir mais confortável e seguro em situações que geram timidez. Comece identificando uma situação que lhe cause timidez e estabeleça uma série de passos graduais que possa seguir para enfrentá-la.

4. **Saia da sua zona de conforto**: Faça algo que normalmente não faria. Se é tímido, é provável que se sinta mais confortável fazendo as coisas que sempre faz. Saia da sua zona de conforto e faça algo novo, algo que o desafie. Pode ser tão simples como fazer um curso de dança, um workshop de culinária ou um esporte em grupo. Para mim, o que sempre recomendo e o melhor do meu ponto de vista é fazer uma viagem sozinho. Com cada nova experiência que tiver, se sentirá mais confiante, será forçado a interagir com pessoas desconhecidas e será mais fácil superar essa condição de timidez.

VAMOS MUDAR A MENTALIDADE!

CAPÍTULO II

No capítulo anterior, discutimos o tema da timidez, suas causas e como superá-la. Portanto, se a leitura ficou clara... suponho que você tenha percebido que é necessário uma mudança de mentalidade para superar essa barreira e inconveniente que impede seu progresso em sua vida normal, amorosa, profissional e em qualquer área.

Infelizmente, não posso mudar sua mentalidade por mágica ou bruxaria africana. É um trabalho que você tem que fazer por conta própria e depende apenas de você. No entanto, posso lhe fornecer uma série de diretrizes e conselhos para ajudá-lo a desbloquear sua mente e se tornar o sedutor que tanto deseja.

Mas, antes de mais nada, vou lhe contar outra história pessoal, pois acredito firmemente que você aprenderá mais com anedotas reais e vivenciadas do que com uma tonelada de teoria barata e enfadonha que só faz você querer jogar o livro pela janela. Vamos começar com a história.

Era o ano de 2016. Naquela época, eu estava morando em Londres, tinha vinte anos e trabalhava como bartender em um bar mexicano em Stratford, chamado Wahaca. Como de costume, havia uma colega de trabalho que me interessava e que eu achava muito atraente. No entanto, como mencionei antes, ainda era tímido e me custava muito interagir. Apesar disso, eu estava ciente do meu problema e queria mudá-lo a todo custo. Então, um dia, decidi agir (depois de muito tempo e quase gaguejando) e a convidei para sair depois do trabalho, ao qual ela aceitou.

O encontro em si foi bastante normal. Fomos tomar algo, conversamos e conversamos ainda mais, mas não aconteceu nada sério, nem mesmo um beijo. Então, cada um foi para sua casa dormir, sozinho em sua cama.

Continuamos saindo depois do trabalho, cerca de quatro vezes mais. Íamos passear, ao cinema, comer e fazer outras coisas típicas de um encontro.

Estava claro que ela gostava de mim, mas simplesmente não tinha coragem de dizer isso, minha timidez, junto com o medo do rejeição, me paralisava, me impedia de agir com naturalidade e confiança. Como você pode ver, eu era meu próprio inimigo, sabotando-me com inseguranças autoinfligidas, sem lógica ou motivo algum.

O ápice foi quando a convidei para jantar em minha casa, então pedi ao meu companheiro de quarto que saísse para eu ficar livre, pois naquele momento eu compartilhava quarto e casa com outras nove pessoas. (O aluguel em Londres estava caro e não me restava outra opção senão viver assim).

A conclusão é que acabamos na minha cama assistindo a um filme, as horas passavam e eu não fazia nada, não ousava nem dar-lhe um beijo, apenas pensava em coisas negativas, dizia a mim mesmo que ela poderia me rejeitar se eu me arriscasse, ou pior ainda, poderia ficar zangada e sair dali. Para piorar ainda mais, trabalhávamos juntos, então eu pensava que ela poderia falar mal de mim para meus colegas e eles ririam de mim no trabalho. Enfim, muitos dramas mentais e paranoias absurdas dignas de um filme de terror ruim.

Felizmente, tudo isso estava apenas na minha cabeça, era ficção científica e não acontecia no mundo real, então deixei todos esses pensamentos negativos e tóxicos de lado, fiz um esforço mental para superá-los e dei-lhe um beijo, ao que ela retribuiu com entusiasmo e acabamos passando a noite juntos. Se você ficou curioso, continuamos saindo por um tempo até eu sair de Londres.

O engraçado de tudo isso é que, quando dei o primeiro beijo nela, ela disse de forma engraçada que pensava que eu nunca o daria, que tinha a impressão de que eu não gostava dela e só queria ser seu amigo, quando na verdade essa não era minha intenção, mas por ser covarde e tímido, dava essa impressão. O motivo: não ter confiança suficiente em mim mesmo para expressar o que sentia.

Imagine o que teria acontecido se eu não tivesse decidido agir. Posso garantir que, se não tivesse agido naquela noite, é muito provável que teria acabado na "friendzone", pois ela teria se cansado de mim, mesmo que gostasse de mim. Além disso, ela teria me visto como um homem sem confiança suficiente para expressar o que pensa, então teria perdido todo o meu charme imediatamente. Pois é bem sabido que, regra geral, as mulheres se cansam dos homens que não tomam a iniciativa.

Como você perceberá, se prestou atenção à história, na maioria das vezes, somos nosso próprio pior inimigo, inventamos coisas que nunca vão acontecer, por simples medos imaginários, e não agimos porque nos deixamos levar por nossa mente e pelos pensamentos tóxicos que nos assombram.

Isso geralmente acontece porque nos programamos com uma mentalidade negativa. Você já ouviu o que todos os gurus do desenvolvimento pessoal dizem:

- Diga que vai ser pobre e será. - Diga que vai ser rico e terá grandes chances de ser. - Diga que é feio e todo mundo vai te ver assim. - Diga que tem confiança e todos vão te ver como confiante. Enfim, eu poderia continuar com muitos exemplos, mas acho que você já entendeu a ideia.

Como você pode notar, as palavras e a forma como falamos conosco influenciam nossas ações que vamos tomar, ou as que deixamos passar por esses mesmos pensamentos, tanto se forem pensamentos positivos quanto se forem negativos.

Então, o que você precisa se perguntar agora é que tipo de mentalidade você quer. Você quer continuar sendo uma vítima do sistema e de si mesmo? Você prefere manter essa mentalidade tóxica e negativa que não vai te trazer nada na vida? Ou, pelo contrário, você gostaria de desenvolver uma mentalidade positiva de sucesso e abundância?

Imagino que você já tenha escolhido o caminho do sucesso, da abundância e da coragem para sempre seguir em frente. Ótimo! Você acabou de dar o primeiro passo para se tornar o próximo Don Juan. O Senhor e dono de si mesmo. Mas primeiro, meu amigo, MENTALIDADE POSITIVA E SEDUTORA!

A seguir, vou propor uma série de exercícios práticos para ajudá-lo a desenvolver uma mentalidade positiva e alcançar seu objetivo de forma mais rápida.

Exercício

1. **Concentre-se em agradecer**. Parece óbvio e todo mundo diz isso, mas é algo muito importante, porque se você é uma pessoa grata e consciente, a vida terá mais sentido e você verá as coisas de maneira positiva. Faça uma lista dos motivos pelos quais você tem para agradecer à vida, pode ser sua família, seus amigos, sua saúde, uma casa perto da praia... enfim, é com você fazer este exercício.

2. **Concentre sua atenção no presente**. Não se preocupe muito com o passado ou o futuro. Em vez disso, concentre sua atenção no momento presente e nas oportunidades que você tem no momento atual. Isso pode ajudá-lo a se sentir mais positivo e focado. Afinal, como os romanos diziam, "CARPE DIEM".

3. **Cerque-se de pessoas positivas**. Tenho certeza de que você conhece pessoas que sempre têm uma atitude positiva, comece a sair com elas e tente receber sua energia. Evite pessoas negativas, tóxicas e inseguras, pois elas também transmitirão sua energia negativa.

4. **Tenha claro seus pontos fortes e sinta-se orgulhoso**. Faça uma lista com suas habilidades e características positivas como indivíduo. Por exemplo, você pode ser engraçado, inteligente, saber tocar um instrumento, ser bom em algum esporte, e muitos outros.

5. **Estabeleça metas realistas**. Escreva quais são suas metas a curto prazo na sedução e no desenvolvimento pessoal, e até mesmo se estiver pensando em algum empreendimento, também seria bom anotá-las.

6. **Visualize-se como vencedor e bem-sucedido**. Pense em tudo o que você quer ser, em como quer ser, e visualize constantemente quando se sentir bloqueado, pense nisso e isso o ajudará a continuar.

Leve isso a sério, porque se você não tiver a mentalidade certa, nunca se tornará o sedutor que deseja, é o primeiro passo e você não pode pular.

Se ainda não leu meu livro; " Mentalidade de sedução: Os segredos da sedução para seduzir mulheres", eu recomendo, pois foco mais em como mudar a mentalidade de negativa para sedutora e, claro, muitos outros temas que não trato neste livro. Você pode encontrá-lo na mesma loja onde comprou este livro, se estiver interessado ou quiser me ajudar a continuar com este projeto. Se não estiver interessado, passe para o próximo capítulo, por minha parte, continuo feliz em poder compartilhar esse conhecimento com você.

¿QUERES SER UM LOBO OU UM CORDEIRO?

CAPÍTULO III

Infelizmente, e ao mesmo tempo felizmente, a vida está cheia de cordeiros degolados, vitimistas, sem propósito, seguidores de massas e sem objetivos de vida. É a razão pela qual o mundo funciona como funciona e por que existem chefes e escravos, pobres e ricos, pessoas bem-sucedidas e pessoas que não são, pessoas que conseguem e pessoas que não. É a expressão da própria vida, é algo natural e algo que sempre foi e continuará sendo assim.

A sorte disso é que, já que os cordeiros abundam no mundo, ser um lobo faz com que você se destaque sobre os demais e ganhe mais valor aos olhos de qualquer indivíduo. De fato, se você ler qualquer biografia de pessoas importantes, verá que foram indivíduos que se fizeram, forjados a fogo e chama, solitários quando precisavam ser e astutos como lobos para aproveitar as oportunidades que a vida lhes proporcionava.

Personagens históricos como Aníbal, Napoleão, Adriano, Marco Polo e uma longa lista, eram Lobos e provavelmente grandes sedutores, pois não se importavam com a opinião dos outros e faziam o que achavam ser melhor a cada momento. Embora errassem às vezes, o importante é que tomavam decisões e agiam conforme a decisão tomada, sem levar em conta a opinião das ovelhas. Eram líderes e agiam como tal, causando admiração ou respeito aos outros indivíduos.

Relacionando isso com a sedução, você terá percebido que as mulheres não gostam de homens inseguros, sem propósito ou "cordeirinhos". A menos que... o que elas queiram seja dominar você, nesse caso elas gostam. Então, a menos que você queira ser dominado, caso em que eu recomendaria um livro sobre dominação feminina. (Espero que esse não seja o seu caso e que você ainda esteja interessado em continuar a leitura deste livro).

Então, entendo que o que você quer é ser um verdadeiro Lobo! Com fome de sucesso, de superação e de mulheres, por isso te convido a sair e caçar o que deseja na vida. Porque enquanto o cordeiro é alimentado, o lobo tem que buscar sua própria comida, e quando precisa, ele devora algum cordeiro. Isso pode soar cruel, mas a vida é assim e está em nossas mãos escolher que tipo de personalidade queremos ser.

E você se perguntará... Bem, e o que isso tem a ver com sedução? Bem, a resposta é que tem tudo a ver, tão simples quanto isso. Para ser um sedutor, você tem que se tornar um lobo. O lobo se adapta ao ambiente, pode ir em grupo ou sozinho, pode fazer longas jornadas por qualquer terreno com o estômago vazio, procurando pela próxima presa para comer, sem chorar, sem lamentar, sabendo que encontrará algo, sempre se superando. Ao mesmo tempo, pode criar estratégias com seus semelhantes para conseguir alimento e garantir sua sobrevivência. O lobo não se conforma e sempre quer mais, seja como um lobo solitário ou para sua matilha, mas sempre buscará uma forma, por mais difícil que seja, de sobreviver.

Isso, meu amigo, traduzido para os seres humanos, significa ser você mesmo, sem se importar com o que os outros pensam, mostrando sua própria personalidade, indo atrás de suas metas e objetivos, ganhando a vida de forma diferente dos demais, saindo do convencional, sendo autêntico, permanecendo impassível diante das críticas, superando o rejeição sem se importar, convidando para dançar a garota que você gosta na balada ou falando sem medo com a que você gosta na rua ou no trabalho, expondo suas ideias sem hesitação e, acima de tudo, mostrando sua melhor versão.

Sem dúvida, como o lobo, tudo o que mencionei anteriormente são características de um sedutor, por isso é nosso dever como indivíduos trabalhar no que acreditamos ser conveniente em cada momento e o melhor para cada tipo de situação.

Se seu objetivo hoje é se tornar um sedutor, capaz de conversar com a garota que você gosta e levá-la para a cama, capaz de estar sozinho, capaz de estar acompanhado quando desejar, capaz de ser uma pessoa que agrade e atraia as mulheres por sua personalidade. Se deseja tudo isso... você deve agir como um lobo e adotar essa mentalidade. Porque o mundo já está cheio de cordeiros, e para agradar, se destacar ou seduzir, é preciso oferecer algo diferente, algo novo, transmitindo ao mesmo tempo tranquilidade, naturalidade e confiança. Todas elas são chaves para ser um sedutor.

Então, atitude de lobo, amigo, atitude de lobo! Espero que isso o tenha motivado a mudar de "tímido para sedutor" ou seguindo essa analogia de "cordeiro para lobo".

Vamos reforçar o aprendido com uma história de como deixei de ser um carneirinho para começar a mostrar as orelhas do lobo. Antes de ir para Londres, como já contei, eu era um cara bastante tímido e inseguro, mas sempre tive a faísca interna de querer fazer coisas diferentes dos outros.

Naquela época, eu tinha vinte anos e tinha trabalhado por um ano em uma fábrica de carne, o que me permitiu economizar algum dinheiro. Decidi fazer uma viagem solo pela Europa para ganhar confiança e porque nunca havia saído da Espanha antes, então estava curioso para conhecer mais do mundo.

A decisão não foi fácil, pois tinha um pouco de medo de viajar sozinho, mas reuni coragem e decidi começar a jornada. Comecei pela Itália, onde passei os primeiros dias sozinho. Apesar de estar hospedado em um albergue, eu tinha dificuldade em interagir com pessoas desconhecidas devido à minha timidez, então dediquei meu tempo a fazer turismo sozinho. Estava tudo bem, mas sentia falta da companhia humana. No terceiro dia, por sorte, alguns rapazes se aproximaram de mim e me convidaram para conhecer Roma juntos, então me animei e decidi passar alguns dias com eles, fazendo turismo, comendo pizza e bebendo Peroni. Nessa situação, fui obrigado a superar minha timidez e falar com pessoas desconhecidas.

Isso me ajudou bastante a perder o medo das interações com pessoas que eu não conhecia, embora ainda tivesse minhas inseguranças, foi o primeiro passo para a mudança, abrindo meus olhos para a sociabilização. Para mim, foi um grande esforço começar a sair com pessoas que eu não conhecia absolutamente nada. Mas ao mesmo tempo foi gratificante e necessário para minha mudança de mentalidade.

Meu próximo destino foi a Dinamarca. Assim que cheguei ao albergue à noite, fui tomar uma cerveja sozinho no terraço do mesmo. Imagino que tenham sentido pena de mim, pois talvez percebessem que eu era um jovem inseguro e inexperiente. Um grupo de locais me convidou para sair com eles e ir para uma festa, ao qual aceitei sem hesitar.

Eles foram muito simpáticos comigo, me apresentaram às suas amigas e até disseram que, se eu gostasse de alguma delas, não teriam problema em me apresentar. Eu concordei, me animei e conversei um pouco com as garotas. A realidade é que não estava confiante o suficiente para dar o primeiro passo, muito menos levá-las para a cama. Então, ficou apenas em uma conversa básica, pois não tinha as habilidades sociais necessárias para ter uma boa conversa e seduzir uma mulher. No entanto, continuei a melhorar minhas habilidades sociais.

Tenho certeza de que chamei a atenção daquela garota, pois ela mostrava interesse em mim, mas ainda tinha as típicas desculpas passando pela minha cabeça, como "como ela poderia gostar de mim se...", ou "tenho certeza de que ela não me acha atraente porquê...", e muitas outras que você pode imaginar.

Passaram os dias, conheci mais pessoas, me diverti bastante, mas ainda não conseguia controlar minhas emoções e meu jogo interno. Ainda era um jovem Padawan quando se tratava de sedução e habilidades sociais, mas estava aprendendo aos poucos sem me frustrar. Persistente como uma formiga, estava vencendo minha timidez.

Deixei a Dinamarca para visitar um amigo que estava fazendo o programa de intercâmbio Erasmus na Polônia, mais especificamente em Cracóvia, então fiquei alguns dias na casa dele. A verdade é que, embora ainda não conseguisse conquistar ninguém (era um completo fracasso nesse sentido), pelo menos minhas habilidades sociais haviam melhorado consideravelmente. Eu me sentia mais solto e à vontade para conversar com as pessoas. Em poucas palavras, já não tinha tanto medo de falar com desconhecidos, então estava deixando minha timidez de lado. Como você pode ver, tudo foi uma questão de constância e prática.

Na Polônia, conheci muitas pessoas. Em particular, havia uma garota de quem eu gostava muito. Ela vinha falar comigo, mas devo confessar que ainda sentia muita vergonha ao interagir com mulheres. Eu ficava bastante nervoso e costumava ficar vermelho com um simples "oi". Isso, somado ao fato de que meu inglês na época era bastante ruim, complicava a conversa. Além disso, eu ainda tinha bloqueios e não sabia como avançar na conversa, muito menos como seduzi-la. A arte da sedução ainda estava além do meu alcance.

Minha estadia em Cracóvia foi marcada por festas, refeições fartas, um pouco de turismo e, infelizmente, muita frustração amorosa. Depois disso, decidi que precisava aprender inglês se quisesse manter esse estilo de vida, então decidi ir para Londres para aprender e, ao mesmo tempo, me desafiar ainda mais. Felizmente, eu estava bem ciente de que precisava superar-me para mudar minha mentalidade de tímido para sedutor.

Antes de partir, passei por Praga. Sem dúvida, uma cidade medieval linda. Lá conheci algumas coreanas muito bonitas, com quem passei momentos muito bons. Até hoje, ainda me arrependo de não ter tido coragem de agir e ter feito mais com elas. No final das contas, sempre fiquei imaginando o que teria acontecido se tivesse agido... nunca saberei. No entanto, guardo boas lembranças dessas experiências passadas e elas me fizeram aprender e me tornar o homem que sou hoje. Como você pode ver, tudo é um processo. (Não vou cansar de dizer isso até que fique gravado no seu subconsciente).

A última etapa da minha viagem foi em Berlim, onde conheci mais pessoas e mais mulheres, mas sem sucesso em relação à conquista amorosa. (Sim, ainda estava me matando na masturbação). Saí para festas, visitei todos os museus importantes da cidade, comi muitas Bratwurst e tomei algumas boas cervejas alemãs. Finalmente, depois de alguns dias, fui para Londres, onde, como mencionei, decidi ir para aprender inglês, mas isso é outra história da qual já contei um pouco anteriormente.

A conclusão desta história é que, embora não tivesse conquistado nada durante toda a viagem, não tinha dormido com ninguém, nem sequer tinha conseguido um simples beijo, pelo menos me deu coragem suficiente para começar a acreditar em mim. Viajar sozinho me ajudou a descobrir que era capaz de desenvolver habilidades sociais, o que me ajudou muito a reforçar minha confiança interior e segurança em mim mesmo. Além disso, ajudou-me muito a deixar minha timidez um pouco de lado. No final, viajar sozinho significava que eu tinha que me virar sem depender de ninguém, apenas de mim mesmo. Portanto, aprendi muito sobre mim mesmo e vi do que era capaz.

É verdade que ainda era um cordeirinho, e ainda estava muito longe de me tornar o lobo que sou agora, mas dei o primeiro passo em direção à mudança de mentalidade e atitude. Ainda levaria mais alguns anos para me tornar um lobo, então, se você sentir que ainda não tem coragem suficiente, nem confiança, não se frustre, isso é um processo e acontece passo a passo, não se pode chegar ao topo sem escalar a montanha. Paciência, perseverança e... Comece mudando sua mentalidade limitante hoje! Estou certo de que não se arrependerá.

Exercício

1. **Saia sozinho para se divertir**. Pode parecer um grande desafio ou até mesmo de perdedor, mas é exatamente o contrário. Desta forma, você vai descobrir do que é feito, se testar e provavelmente descobrirá qualidades e habilidades que nem sabia que tinha. Quanto mais vezes fizer, melhor. Não adianta fazer isso apenas uma vez. Comprometa-se a sair sozinho pelo menos uma vez a cada duas semanas. Por favor, interaja com mulheres, ficar calado e solitário a noite toda não servirá para nada. O objetivo aqui é falar e interagir, e se possível, terminar a noite com ela. É muito provável que não dê certo nas primeiras vezes, mas... eu te desafio! (Pessoalmente, eu me saio melhor quando saio sozinho do que quando estou mal acompanhado).

2. **Faça uma viagem sozinho**. Isso tem muito a ver com o que estava dizendo no exercício anterior, mas com a diferença de que ao fazer isso, você crescerá muito mais como pessoa, se conhecerá melhor e construirá uma personalidade e mentalidade mais fortes. De fato, uma das melhores coisas da minha vida foi

viajar sozinho pelo mundo. Passei 6 meses no sudeste asiático, viajei pelo norte da África, fiz um tour pela Europa e fui morar sozinho em Londres e na Suíça. Tudo isso sozinho, é claro, e posso dizer que sempre estive acompanhado quando quis e quando não, estava sozinho. Vou te contar algumas histórias mais tarde com certeza. Então, faça um favor a si mesmo e faça uma viagem sozinho. Talvez você não precise ser tão louco quanto eu e ir para o outro lado do mundo sozinho e sem um prazo definido, mas você pode começar indo para a cidade ao lado da sua e passar um fim de semana para ver como se sai. Tenho certeza de que será muito bom para construir uma mentalidade de lobo.

3. **Fale com a garota que você gosta**. Não me importa o quanto você tenha medo e as 159 desculpas mentais que você invente, de verdade, eu não ligo. Faça isso agora! Cumprimente-a e convide-a para sair, para jantar, tomar algo ou o que quiser, mas já pegue o seu celular e mande mensagem pelo WhatsApp, Instagram ou qualquer coisa que ela use. No final, você não tem nada a perder e muito a ganhar, porque se ela disser

sim, é incrível, e se ela disser não, você tira um peso das costas, porque já sabe que não tem interesse, então pode se concentrar em outras. Vai em frente e mande mensagem! Você é um Cordeiro ou um lobo?

O único exercício que você precisa fazer agora é o número três, isso é indiscutível. Faça o número um no próximo fim de semana, com o objetivo de pelo menos falar com uma mulher desconhecida naquela noite. O número dois, se tiver dinheiro, faça no fim de semana seguinte, e se não tiver, economize e faça o mais rápido possível. É muito importante que você os faça todos, assim posso garantir que será muito mais fácil mudar a mentalidade de cordeiro e se tornar um lobo, um sedutor, um homem confiante e que sabe o que quer. Vá em frente, tenha coragem! (Se você acha que ainda é cedo demais e não se sente preparado, eu entendo, mas no final do livro você deve fazê-los sem desculpas.)

Vá em frente, Lobo!

O PODER DE SER VOCÊ MESMO

CAPÍTULO IV

Alguma vez você já viu um lobo usando uma máscara? Tenho certeza de que não. Seguindo a metáfora do capítulo anterior, você concordará comigo que o lobo age de forma natural, própria e inata. Aprendeu a ser como é pela natureza hostil e também por sua mãe loba, que lhe ensinou a sobreviver. É verdade que há lobos mais fortes e mais fracos, assim como há os Alfa da matilha, mas no final todos são lobos e cada um tem uma qualidade especial que os faz se destacar de uma forma ou de outra sobre os demais.

Com toda essa informação dita, você terá percebido que o lobo age por natureza e não finge ser alguém que não é. Por outro lado, o ser humano tende a agir por trás de máscaras falsas, como as usadas no carnaval de Veneza. Isso ocorre por falta de amor-próprio, por carência de uma vida emocionante ou, melhor ainda, por medo de mostrar quem realmente são, e até mesmo porque não sabem quem são de verdade. Agir assim, atrás de máscaras, sem mostrar sua verdadeira personalidade, o afastará de ser um sedutor e o aproximará de ser uma falsificação de roupas chinesas. Por isso, é muito importante ser você mesmo, se conhecer e não tentar ser alguém que você não é. Se ainda não sabe quem é, tem mais um trabalho na sua lista de tarefas pendentes.

Não sou eu quem diz, mas o famoso oráculo de Delfos, com seu famoso "Conhece-te a ti mesmo". Portanto, se quiser ser um sedutor, a primeira coisa que deve fazer é se conhecer e SER VOCÊ MESMO. Pergunte a si mesmo, descubra o que gosta e o que o apaixona. Quem você é? Onde quer chegar? O que você faz bem? O que você faz mal? Quais são suas ambições ou propósitos? Onde você se vê daqui a 5 anos? Com que propósito está lendo este livro? Procure sua essência natural e reflita sobre isso.

Como o lobo que decidiu ser, você deve ter muito claro a importância da naturalidade na hora de seduzir mulheres. É hora de libertar o lobo que há em você e mostrar seu verdadeiro Eu! Você deve reconhecer que não há ninguém igual a você e, portanto, se sentir especial, único e tentar mostrar sua melhor versão.

Ao se mostrar como você é, seguro e sem medos, transmitirá muita segurança e confiança de forma indireta. Algo que as mulheres adoram, pois valorizam muito positivamente, e estarão muito mais receptivas a lhe dar uma oportunidade para conhecê-lo.

Si eu fosse uma mulher, preferiria definitivamente sair com alguém que tem clareza sobre o que quer, que é autêntico e seguro de si mesmo. Escolheria isso em vez de sair com alguém que aparenta ser algo que não é e usa técnicas de copiar e colar aprendidas de um guru de sedução.

Então, se você escolheu a resposta correta, gostaria de convidá-lo a esquecer todas essas técnicas baratas de sedução que você possa ter aprendido de outros gurus ou livros, pois são apenas cópias e colagens que não funcionarão para você. Essas técnicas não se adaptam a todos os tipos de personalidade, e farão você parecer forçado ou ridículo. Acredite em mim quando digo que as mulheres percebem isso imediatamente. Evite fazer papel de ridículo e comece a ser original!

Neste mundo de cópias, você deve ser a melhor versão de si mesmo para se destacar, para poder estar com muitas mais mulheres, se for o que deseja, e para qualquer outro aspecto de sua vida pessoal.

Mas Giovanni, tudo isso é muito bom, mas... como faço isso? Como consigo ser mais autêntico, ser eu mesmo?

Infelizmente, não posso lhe dar uma resposta exata, pois cada pessoa é um mundo diferente, então você terá que se colocar para trabalhar e colocar as mãos na massa. Para ser autêntico, é fundamental que você reserve um tempo para explorar quem você realmente é, o que o apaixona, quais são seus valores e o que o diferencia dos outros. Reflita sobre suas experiências de vida, suas conquistas, seus desafios e como eles o moldaram até este momento.

Uma vez que você tenha uma compreensão mais profunda de si mesmo, você deve abraçar sua verdadeira personalidade e mostrá-la ao mundo. Não se preocupe em agradar aos outros ou se encaixar em um molde pré-estabelecido. Em vez disso, concentre-se em ser fiel às suas próprias crenças, valores e princípios.

Lembre-se de que ser autêntico não significa ser perfeito. Não tenha medo de mostrar suas fraquezas, pois elas fazem parte da vida, mas também certifique-se de mostrar suas forças e compartilhar suas experiências. As mulheres adoram homens honestos e sinceros, pois é verdade que se conectam mais com aqueles que se mostram como realmente são. (Não estou me referindo a nus, embora também gostem, mas não é o caso agora).

Para ser verdadeiramente você mesmo, você precisa acreditar em suas habilidades, em suas qualidades e em sua capacidade de atrair mulheres. A confiança e a autenticidade são duas características muito atraentes, o que atrai pessoas, ou neste caso, mulheres. Trabalhe para fortalecer sua autoestima e reconhecer seu próprio valor.

Por fim, lembre-se de que ser autêntico é um processo contínuo. Permita-se crescer, evoluir e explorar novas facetas de sua personalidade. A autenticidade não se trata de estagnar em uma versão estática de si mesmo, mas de permitir que você seja quem realmente é em cada momento de sua vida. Você não será o mesmo hoje que será daqui a vinte anos, então continuar crescendo como pessoa deve ser um estilo de vida para você.

Vou te dar um exemplo do que não fazer se você quiser ser um sedutor de verdade. Tenho um amigo a quem chamarei de Carlos. Carlos é um cara bonito, atraente e divertido.

O problema de Carlos é que ele não se sente bem consigo mesmo, não aceita quem é e nem as circunstâncias que aconteceram em sua vida. Recentemente ele se divorciou de sua esposa, com quem tem uma filha em comum. Obviamente, é uma experiência traumática e meu amigo passou por momentos difíceis. Ele deixou o emprego, voltou a morar com a mãe e estava praticamente arruinado. Em poucas palavras, ele estava em uma situação difícil.

Em vez de enfrentar seu problema e tentar encontrar uma solução, ser ele mesmo para superar seus defeitos e virtudes, Carlos decidiu inventar um personagem fictício. Uma personalidade que não era a dele, para evitar seus problemas e tentar atrair outras mulheres, já que, no final das contas, era o que ele estava procurando: desabafar suas mágoas com outra mulher, mesmo que fosse apenas sexualmente.

Em um dia, me deparei com esse personagem fictício em um bar. Eu estava tentando animá-lo porque, afinal, ele é meu amigo e eu sabia muito bem que ele estava passando por um momento difícil. Então, me levanto, me apresento a um grupo de mulheres e nos deixam sentar com elas. Até aí tudo bem, estávamos tendo a típica conversa que se tem ao conhecer uma pessoa nova. De onde vocês são? O que estão fazendo por aqui? O que vocês gostam de fazer? Como se chamam? E assim por diante...

Como é normal, uma das garotas perguntou ao meu amigo Carlos o que ele fazia para viver, ao que ele respondeu que tinha uma empresa de compra e venda de carros, que não apenas vendia na Espanha, mas em toda a Europa, que faturava muito dinheiro, que tinha uma vida muito agitada e, em suma, que era o máximo.

Carlos estava mais duro do que uma estaca, não tinha dinheiro algum, era eu quem estava pagando a saída naquele momento. A sorte do meu amigo é que, no final, ele era bem-visto pelas mulheres, elas riam com ele e no final, ele conseguia ficar com elas. O problema é que, no final, a mentira sempre vem à tona, já que ele costumava dizer que tinha um carro, quando na verdade o carro dele foi confiscado por dívidas.

Carlos acabou marcando outro encontro com a garota e, é claro, as mentiras não podiam mais ser sustentadas, elas percebiam que ele não tinha dinheiro, que não tinha uma empresa, que o carro nunca aparecia para buscá-las e que, em suma, Carlos era um mentiroso. Isso não atrai as mulheres, pelo contrário, as repele. Pode até funcionar para conseguir uma noite, se você tiver um amigo ao lado como eu que pague as despesas. Mas, em geral, ele nem conseguia isso, pois o sexto sentido característico das mulheres fazia com que elas o desmascarassem antes mesmo de levá-las para a cama.

Meu amigo acabou muito mal por inventar um personagem e não assumir seus problemas. Ele caiu nas drogas, em más companhias e não era honesto com ninguém. Ele contava histórias fictícias para aproveitar as pessoas, tanto homens quanto mulheres. Talvez às vezes ele conseguisse, mas no final ele acabou sozinho, e atualmente está em um centro de reabilitação. Espero que, pelo menos, ele esteja aprendendo com seus erros e tentando ser ele mesmo novamente. Não tenho contato com ele no momento, mas espero que tudo dê certo para ele e que ele possa sair dessa melhor do que antes.

Então, por favor, não seja como meu amigo Carlos. Por mais que eu o aprecie, suas decisões de fingir ser alguém que não era o levaram a um fim muito ruim. É por isso que é tão importante ser quem você é a cada momento, com honestidade, valores e respeito. Posso garantir que isso é o que mais atrai as mulheres. Sendo você mesmo, não apenas conseguirá transar um dia, mas, se fizer isso direito, poderá estar com quem quiser, pelo tempo que quiser, transar quantas vezes quiser ou ter um relacionamento saudável, dependendo do que estiver procurando.

Em conclusão e para encerrar este capítulo, não há uma fórmula mágica, mas o caminho para a autenticidade começa com a autoexploração, confiança em si mesmo, comunicação sincera consigo mesmo e com os outros ao seu redor e com o crescimento pessoal constante. Siga este caminho e veja como você se torna um homem autêntico e atraente, capaz de seduzir com o seu verdadeiro eu. Confie em si mesmo! Seja autêntico! E torne-se um lobo!

Agora, convido você a fazer o próximo exercício, que ajudará você a se conhecer melhor, ao mesmo tempo em que trará à tona sua melhor versão. É muito importante que você reserve o tempo e a energia necessários para fazê-lo, caso contrário, não será produtivo.

Exercício

1. **Reconheça suas paixões e propósitos de vida.** Faça uma lista das coisas que te apaixonam, assim como qual é o seu objetivo na vida ou o que deseja alcançar a curto e médio prazo e tente aplicá-los em sua vida diária. Isso ajudará você a se conectar consigo mesmo e a destacar sua autenticidade como indivíduo. Por exemplo, se você gosta de viajar, faça viagens com mais frequência; se seu objetivo é ser um sedutor e conquistar mais mulheres, anote isso e pense em quais características você precisa desenvolver para alcançá-lo.

2. **Defina sua personalidade sedutora.** Reflita e escreva sobre sua própria personalidade e relacione-a com a sedução. Que tipo de sedutor você gostaria de ser? Como você gostaria que fossem seus relacionamentos com as mulheres? Portanto, veja-se como um sedutor e escreva quais seriam suas qualidades, características e comportamentos sedutores. Quando fizer isso, mantenha esse papel à vista para reforçar sua ideia de quem deseja ser e, dessa forma, se comprometer a adquirir as qualidades

de desenvolvimento pessoal que você deseja e nas quais deseja se tornar.

3. **Analise seus medos, o que está impedindo você de se tornar o sedutor que deseja ser.** Faça uma lista de seus medos e limitações em relação à sedução, interações com mulheres e desenvolvimento pessoal. Reflita sobre como esses medos o retiveram e impediram você de se tornar quem deseja ser. Em seguida, escreva estratégias específicas para superar cada medo e limitação, concentrando-se em como você pode enfrentá-los e crescer pessoalmente.

4. **A técnica do espelho.** Pode parecer uma bobagem, mas é uma técnica muito eficaz e pouco conhecida para reforçar a autoconfiança e alcançar suas metas. A técnica consiste em se olhar nos olhos no espelho e dizer a si mesmo as características positivas que você possui, assim como o que vai alcançar na vida. Por exemplo, diga a si mesmo o quão seguro e atraente você é, o quão capaz é de conquistar a mulher que deseja, e que você vale isso e sabe disso; afirme-se de forma positiva e acredite em si mesmo. Tente fazer isso pelo menos uma vez ao dia por 5 a 10

minutos em um ambiente onde se sinta confortável.

5. **Memorize os seguintes princípios que aprendeu nesta leitura.**

- **Adote a mentalidade do lobo**: Abandone a mentalidade de cordeiro e assuma uma mentalidade forte e independente. Confie em seu próprio valor e persiga suas metas com determinação.

- **Supere a timidez e desenvolva habilidades sociais**: Enfrente seus medos e desenvolva suas habilidades de comunicação verbal e não verbal. Aprenda a iniciar e manter conversas interessantes.

- **Seja autêntico e descubra sua personalidade sedutora**: Reconheça que cada pessoa é única e tem uma personalidade sedutora própria. Descubra suas paixões e propósito de vida, defina sua personalidade sedutora e enfrente seus medos e limitações.

- **Cultive a confiança em si mesmo**: Trabalhe em sua autoestima, visualize-se como um sedutor de sucesso e use linguagem positiva para fortalecer sua mentalidade. Acredite em si mesmo e em suas habilidades.

- **Reforce sua autenticidade através do exercício do espelho**: Olhe para seu reflexo com sinceridade e reconheça suas qualidades. Afirme seu valor e comprometa-se a ser autêntico em suas interações com as mulheres.

É muito importante que você não avance na leitura até concluir esses exercícios. Eu sei que você adoraria continuar lendo, mas se autocontrole, reserve o tempo necessário para concluir esses exercícios, concentre-se e faça o melhor possível.

¡VIVE UMA VIDA ÚNICA!

CAPÍTULO V

Como Lobo e homem que decidiu ser, levar uma vida única, plena e invejável, é outra das grandes características de um sedutor. Porque, como você já deve saber, a maioria das pessoas leva vidas chatas, monótonas, carentes de emoção, tristes e sem sentido, e, portanto, nunca chamarão a atenção de ninguém, já que vivem vidas que todos odeiam.

Geralmente, esse tipo de pessoa está presa na corrida dos ratos, sempre serão pobres ou escravos de um trabalho ou chefe, sem controle sobre seu tempo, sem muitas oportunidades de desenvolvimento pessoal e totalmente dependentes dessa vida da qual não podem escapar, mas sempre reclamam.

Mas, Watson? O que isso tem a ver com sedução?

Bem... é que ninguém é atraído por uma vida monótona, é tão simples quanto isso, e se seu objetivo é seduzir mulheres, com uma vida sistemática na qual você não é dono do seu tempo, as coisas ficam complicadas. Não estou dizendo que seja impossível, mas é mais fácil conquistar se você levar uma vida diferente, plena, cheia de emoções e com liberdade financeira, porque o diferente sempre atrai mais, e isso é um fato indiscutível. Porque aqui vai um segredo, a maioria das mulheres por quem você se sente atraído, estão desejando conhecer alguém que as tire de sua vida rotineira, chata e sem sentido. Então, se você é um cara chato, sem propósito e preso à monotonia, será mais difícil tirar essa mulher da rotina, já que nem você sabe como sair da sua própria.

Quem você preferiria conhecer? Uma garçonete que só vai do trabalho para casa? Ou uma mulher empreendedora, viajante e dona do seu tempo?

A mulher com quem você está tentando flertar teria escolhido a mesma resposta.

Não me interprete mal, não estou dizendo para você largar seu emprego agora mesmo e abandonar a vida monótona e chata. Eu imagino que você tenha despesas fixas como todo mundo, que precisam ser pagas, largar seu trabalho ou estudos agora mesmo não é a ideia mais inteligente. No entanto, o que estou querendo dizer é que você comece a adquirir conhecimento sobre outras áreas, como liberdade financeira ou negócios, para poder aspirar a ter essa vida diferente e começar a trabalhar nisso assim que puder.

Por outro lado, também não é necessário ser rico para poder viajar, conhecer outras culturas e, em última análise, fazer o que bem entender, mas o dinheiro ajuda muito nisso, especialmente no sistema global em que vivemos. Portanto, ajudará você a construir uma vida diferente. Continue fazendo o que está fazendo até agora, mas concentre-se em aspirar a algo mais, seja diferente e tente levar uma vida diferente. Você pode ser um hippie vivendo em uma caravana, isso também o tornaria diferente e não há nada de errado com isso. Mas do meu ponto de vista, prefiro empreender um negócio, escrever um livro, ter uma lista de e-mail marketing que me gere renda online e me permita levar o estilo de vida que eu gosto, o que também me permitiria viver em uma caravana se for o que desejar. (O que eu considero fazer um dia).

Vou te dar um exemplo para que fique claro, Filipe II, pai de Alexandre, o Grande, é um claro exemplo de alguém que se destacou e levou uma vida extraordinária. Este homem foi o filho mais novo de um rei macedônio, então herdar o trono para ele era quase impossível. Para tornar as coisas mais difíceis, ele foi enviado como refém ao reino vizinho de Tebas, devido a uma derrota militar de seu pai contra esse mesmo reino, o que poderia resultar em nunca mais voltar para casa. No entanto, após retornar à Macedônia, enfrentar seus irmãos, contar com o apoio de alguns militares e um pouco de sorte, ele conseguiu herdar o trono.

Não satisfeito com isso, ele também foi o criador da famosa Falange Macedônica e, para completar, colocou a Macedônia no mapa da antiga Grécia, com suas campanhas militares bem-sucedidas, quando antes era apenas um reino em declínio. Criou a liga de Corinto, tornando-se a maior potência e referência de toda a região do Peloponeso naquela época.

Mas ele não parou por aí, era também bem conhecido por elevar a moral de suas tropas, pois gostava de lutar a pé e na linha de frente. (Enquanto todos os nobres da época iam a cavalo) Ele não só ganhou o respeito de todos os reinos que conquistou, mas também de seus próprios soldados e camaradas. Dessa forma, ele perdeu um olho e foi ferido na perna, o que o deixou coxo pelo resto da vida.

A nível sentimental, ele teve 7 mulheres e só Deus sabe quantas amantes mais, todas atraídas pelo seu poder e pela sua vida extraordinária. (Infelizmente, diz-se que a última mulher mandou assassiná-lo por ciúmes.) Então você pode ter uma ideia de com quantas mulheres ele esteve. Também foi graças a ele que Alexandre, o Grande, pôde levar uma vida de inveja, pois ele deixou para ele um império em expansão e um novo exército, reformado e o melhor da época, que o levaram até mesmo à Índia.

Até hoje, quase três mil anos depois, suas façanhas e feitos ainda são contados, como um exemplo de alguém que decidiu superar-se, alcançar feitos que ninguém havia sequer sonhado antes e deixar uma marca eterna na história antiga. Tudo isso por decidir levar uma vida extraordinária e não se conformar com o papel secundário de ser o filho mais novo.

Claro, isso aconteceu há muitos anos, e ele também era filho de um rei, mas a ideia é que você se lembre de sua vida extraordinária e de tudo o que ele fez. O que o tornava invejável aos olhos dos outros homens e irresistível aos olhos de qualquer mulher. O melhor de tudo é que tanto homens quanto mulheres sentiriam o mesmo até nos dias de hoje.

Com isso, não é necessário ser um Rei Macedônio para levar uma vida de sucesso e plenitude, mas sim ter clareza da diferença entre levar uma vida de abundância e sucesso ou levar uma vida de submissão, normalidade e anonimato.

Este capítulo é apenas um conselho para que fique gravado em seu subconsciente, pois não é o mais relevante na hora de seduzir uma mulher, mas é algo que fará uma grande diferença e facilitará muito mais a tarefa, simplesmente pela admiração que você pode causar na outra pessoa.

Pelo simples fato de ser um homem feito por si mesmo, que alcança seus objetivos, leva uma vida de sonho, é economicamente independente e não se importa com o que os outros pensam, porque sabe o que quer e como consegui-lo.

Como lobo e sedutor que você quer ser, isso deveria ser uma de suas metas na vida, não apenas para conquistar e conhecer mulheres, mas por você mesmo, para poder levar uma vida plena, da qual você se orgulhe de contar aos seus semelhantes, amigos, paqueras, sua futura esposa ou seus netos.

Vou tomar uma cerveja e preparar minha viagem a Mallorca, para onde irei amanhã com uma mulher linda que estou conhecendo, para passar três dias de praia, sol, boa companhia, comida e bom sexo. Talvez eu te conte como foi nos próximos capítulos, ou decida guardar a história para mim, vamos ver. Deixo-te um exercício prático para que possas encontrar uma ideia de negócio ou empreendimento para também poderes levar uma vida diferente, se assim desejares.

Exercício

1: Descubra suas Paixões e Habilidades

- Faça uma lista do que o apaixona e de suas habilidades-chave.
- Encontre a interseção entre suas paixões e habilidades.

2: Identifique Oportunidades de Mercado

- Escolha pelo menos três áreas de interesse da lista anterior.
- Pesquise o mercado em cada área para identificar oportunidades.
- Selecione a opção que combine seu interesse com uma oportunidade de mercado.

3: Defina sua Proposta Única de Valor

- Descreva como seu projeto abordará as necessidades ou desejos do mercado.
- Defina claramente o que o torna único em relação à concorrência.

4: Desenvolva um Plano de Ação

- Estabeleça metas claras para seu empreendimento a curto, médio e longo prazo.
- Crie um plano de ação detalhado com passos concretos e datas limite.

5:Desbloqueie seu Primeiro Movimento Empreendedor

- Revise seu plano de ação e encontre o passo mais acessível para começar.
- É possível enviar e-mails para possíveis colaboradores? Criar o logotipo do seu projeto? Pesquisar fornecedores? Comprar um domínio da web? Escrever um livro?
- Execute este primeiro passo hoje mesmo, não importa quão modesto possa ser.

MACHO ALFA, BETA, SIGMA
QUAL VOCÊ QUER SER?

CAPÍTULO VI

Estamos chegando aos capítulos finais deste livro, e espero que ele tenha fornecido o valor que você esperava até agora. Neste capítulo, gostaria de abordar as diferenças entre ser um Beta, um Alfa e um Sigma, para que você tenha claro quais são as características de cada um, e que você possa escolher em termos gerais com qual deseja se identificar mais, com a ideia de que isso o motive a fazer a mudança que está buscando em sua vida. A seguir, explico cada tipo de perfil de homem no campo da sedução.

Macho Alfa

Características Sedutoras.

O Macho Alfa emana uma confiança inabalável que atrai a atenção feminina de maneira quase natural. Sua linguagem corporal fala de autoridade e poder, com um olhar penetrante que comunica desejo e determinação. Sua segurança em si mesmo se traduz em uma voz firme e gestos seguros.

Relação com a Sedução.

O Alfa, no âmbito da sedução, é caracterizado por tomar a iniciativa de maneira natural. Não teme expressar suas intenções com clareza, criando uma dinâmica onde a mulher se sente desejada e guiada. Sua habilidade para liderar na sedução reside na combinação de segurança, humor e uma compreensão instintiva dos desejos femininos.

Percepção Feminina.

Da perspectiva da mulher, o Macho Alfa representa a fantasia do homem forte e seguro de si mesmo. A segurança e determinação do Alfa geram uma atração visceral, enquanto sua capacidade de liderar na sedução cria um ambiente emocionante e apaixonado.

Vantagens

- Atração imediata.
- Dinamismo e liderança natural.
- Excitação e paixão na relação.

Desvantagens.

- Pode ser percebido como arrogante.
- Possível falta de conexão emocional profunda.
- Expectativas altas que podem gerar pressão.

Macho Beta:

Características Sedutoras.

O Macho Beta se destaca por sua empatia e capacidade de se conectar emocionalmente. No jogo da sedução, seu charme reside em sua habilidade de compreender os desejos e necessidades da mulher, criando uma conexão genuína. Sua atitude descontraída e amigável contribui para um ambiente confortável e acolhedor.

Relação com a Sedução.

Ao contrário do Alfa, o Beta aborda a sedução a partir da conexão emocional. Ele se destaca por ouvir atentamente, mostrar interesse genuíno e expressar suas próprias emoções. Sua abordagem é construir um relacionamento além do superficial, criando uma conexão baseada na autenticidade e compreensão mútua.

Percepção Feminina.

Para a mulher, o Macho Beta representa a segurança emocional e a conexão significativa. A capacidade do Beta de compreender e apoiar cria um ambiente de confiança e proximidade. Seu charme reside em sua autenticidade e na criação de um relacionamento baseado na compreensão mútua.

Vantagens.

- Conexão emocional profunda.
- Ambiente relaxado e confortável.
- Foco na comunicação e compreensão.

Desvantagens.

- Pode ser percebido como falta de liderança.
- Menos atraente inicialmente.
- Alto risco de ser relegado à "friendzone".

Macho Sigma

Características Sedutoras.

O Macho Sigma envolve-se em um ar de mistério que é intrigante para as mulheres. Sua independência e abordagem reservada criam uma atração baseada na curiosidade. Sua linguagem corporal sugere confiança em si mesmo, mas de uma maneira mais sutil e enigmática.

Relação com a Sedução.

No jogo da sedução, o Sigma se destaca por sua abordagem menos convencional. Ele não segue as regras tradicionais e prefere uma abordagem mais relaxada. Sua capacidade de manter um certo grau de distância cria uma dinâmica intrigante, onde a mulher se sente atraída a descobrir mais sobre ele.

Percepção Feminina.

Da perspectiva da mulher, o Macho Sigma representa o desafio e a intriga. Seu mistério gera um atrativo baseado na curiosidade e na aventura. A mulher percebe o Sigma como alguém que segue seu próprio caminho, o que cria uma sensação de imprevisibilidade e emoção no relacionamento.

Vantagens.

- Atração baseada na curiosidade.
- Independência e autonomia.
- Menos pressão nas expectativas

tradicionais.

Desvantagens.

- Dificuldade para estabelecer compromissos.
- Pode ser percebido como distante.
- Menos previsível em termos de liderança.

Perfeito, você já tem uma ideia de cada tipo de perfil, suas vantagens e desvantagens. O importante aqui é entender a ideia de que ninguém neste mundo é um tipo de perfil exato, como se fosse um robô; pelo contrário, todos os seres humanos são flexíveis, moldáveis e têm o poder de escolher como desejam ser, adquirindo e internalizando características e habilidades que gostariam de ter.

Portanto, não seja um robô, apenas esteja consciente, em termos gerais, de cada tipo de perfil, adapte o que mais lhe agrada à sua pessoa, trabalhe para adquirir esse papel social que deseja. Apenas seja natural e você mesmo, levando em consideração todas as características enumeradas anteriormente neste capítulo.

Lembre-se, não há nenhum tipo de perfil ideal. Todos nós podemos ser sedutores, independentemente de quais sejam nossas características. Pessoalmente, me identifico com características dos três tipos de perfis sedutores. Por isso, não permito que nenhum me defina especificamente, mas sim, incorporo as melhores características de cada um, as faço minhas e brilho pela minha naturalidade.

PARTE II:

*Introdução à sedução;
Características e habilidades
de um Sedutor.*

A APARÊNCIA DO SEDUTOR

Neste capítulo, vou levá-lo pelo fascinante caminho da sedução através da imagem pessoal. A forma como você se apresenta ao mundo diz muito sobre você e tem um impacto significativo em sua capacidade de atrair mulheres. Você aprenderá a desenvolver um estilo único, que reflita sua personalidade sedutora e o ajude a se destacar entre a multidão.

Olha, cara, antes de poder seduzir uma mulher com seu estilo pessoal único, primeiro você precisa saber com que cartas está jogando, ou seja, seu próprio corpo. Tire um momento para se olhar no espelho e ver em que terreno você está pisando. Observe suas fortalezas, suas fraquezas e suas áreas de melhoria. Não se engane ou finja não saber, porque se você não se conhece. Como diabos espera que outra pessoa te conheça?

Identifique seus pontos fortes, esses atributos físicos que o destacam. Pode ser seu cabelo de galã, seus braços de Johnny Bravo, ou essa postura de campeão espartano que você exibe. Estes são seus trunfos na manga, e é hora de mostrá-los ao mundo. Mas, atenção, também seja consciente de seus pontos fracos e trabalhe neles. Não se esconda atrás de desculpas, amigo. É hora de agir e melhorar!

Depois de avaliar seu terreno, é hora de colocar em prática sua estratégia de vestuário. Escolha roupas que realcem seus melhores atributos físicos e disfarcem as áreas que o fazem se sentir inseguro. Não se preocupe, não estou dizendo para você se vestir como uma fantasia ou seguir cegamente as últimas tendências da moda. A chave é encontrar um equilíbrio entre destacar sua personalidade única e ter uma aparência impecável.

Experimente diferentes estilos e descubra qual se adapta melhor a você. Você pode optar por um visual mais casual, mas elegante, ou talvez prefira algo mais sofisticado e ousado. Lembre-se, o estilo não se trata apenas das roupas que você usa, mas também de como se sente quando as veste. Ouse ser autêntico, traçar seu próprio caminho e deixar sua marca a cada passo que der.

Não se esqueça de cuidar dos detalhes.

Sapatos limpos, um penteado que reflita sua personalidade, um bom perfume e acessórios que mostrem seu bom gosto são pequenos detalhes que podem fazer a diferença, como um relógio bonito, um colar, uma pulseira ou algo que tenha um significado emocional para você. O importante é que você também se sinta confortável com suas escolhas.

Não seja preguiçoso, dedique tempo e esforço à sua aparência. Lembre-se, a imagem que você projeta é a primeira impressão que as mulheres terão de você, então certifique-se de que seja uma impressão pelo menos chamativa.

Os detalhes fazem a diferença entre ser "ruim", "bom" e ser "extraordinário". Certifique-se de prestar atenção a cada aspecto de sua aparência. Cuide do seu cabelo, mantenha sua barba em forma e escolha roupas que se ajustem ao seu corpo e estilo pessoal. Mas não se esqueça de que o verdadeiro estilo está nos detalhes simples.

Adicione toques distintivos ao seu estilo, como acessórios únicos que contam uma história sobre quem você é, sobre aquela viagem que fez, ou aquele presente de um familiar que você tanto aprecia. Lembre-se de que os detalhes transmitem intenções e mostram o quanto você se importa em cuidar de cada aspecto de sua aparência. Faça com que cada detalhe conte e você verá como sua imagem sedutora alcança um novo patamar!

Expresse confiança através do seu estilo. A sedução começa de dentro para fora e se reflete em seu estilo pessoal. Quando você se sente bem consigo mesmo, isso se reflete em como você se veste e como se move pelo mundo. A autoconfiança é incrivelmente atraente, e seu estilo pode ser uma poderosa ferramenta para projetá-la.

Não tenha medo de experimentar e sair da sua zona de conforto. Experimente novos estilos e encontre aqueles que o façam sentir-se como o homem mais confiante do lugar. Lembre-se, estilo não se trata apenas de seguir cegamente as regras da moda, mas sim de ser fiel a si mesmo e mostrar ao mundo a melhor versão de você. Confie em si mesmo e permita que seu estilo sedutor brilhe!

Ouse ser único. Em um mundo cheio de cópias e estereótipos, destaque-se como uma verdadeira joia na multidão. A sedução trata-se de ser autêntico e diferente o tempo todo. Não tenha medo de se destacar e ser único. Sua singularidade é sua maior força e a chave para capturar a atenção das mulheres.

Rompa as barreiras do convencional e atreva-se a ser diferente. Experimente com cores, texturas e padrões que o façam sentir-se seguro e poderoso. Lembre-se, o mundo não precisa de mais imitadores, precisa de mais pessoas corajosas e únicas que ousem brilhar com sua própria essência.

Não seja como meu amigo Esteban. Ele tem um estilo muito único e original. É verdade que ele não é o cara mais atraente do mundo, mas também não cuida de sua aparência. Ele tem cabelos longos muito desleixados que definitivamente não ficam bem, além de uma barba que parece ter acabado de voltar de uma temporada com Robinson Crusoé em uma ilha deserta.

Para completar, ele também não se veste muito bem, usa roupas confortáveis, é verdade, mas também tem seu próprio estilo que não combina com nada, o que faz com que nem as macacas da ilha deserta o notem.

Meu amigo não se importa com sua imagem, esse é o motivo pelo qual todos nós pensávamos que ele ainda era virgem, a menos que ele tenha optado por pagar por uma acompanhante (cuja informação desconheço). Mas eu sei que ultimamente ele está deprimido por isso, mas ele também não faz nada para mudar.

Pelo contrário, ele se orgulha de ser diferente, o que ele é, e muito. Isso é ótimo e é o que defendo o tempo todo neste livro, mas o caso dele é extremo. Se você quer que uma mulher repare em você, pelo menos tem que dedicar um mínimo à sua aparência, porque não importa o quão incrível você seja, se parecer como um palhaço, nem sua mãe vai gostar de você.

Para completar a história, o auge veio alguns dias atrás quando combinei de sair com ele, para dar um passeio, já que ele precisava ir à Decathlon buscar um pedido. Ele me confessou que se tratava de três camisetas da seção de caça, todas na mesma cor verde. Para piorar, ele me disse que tinha mais duas iguais em casa. Aparentemente, o visual do meu amigo é se parecer com o Bart Simpson, mas com uma camiseta ainda mais feia e com quase vinte anos de diferença.

É verdade que meu amigo Esteban tem amigas, mas todas o categorizam na "friendzone" por sua falta de cuidado pessoal e imagem. Nenhuma mulher o vê como atraente, então o veem como um homem sem pênis.

Se sua intenção é não morrer virgem como meu amigo Esteban, repelir olhares femininos e ser um profissional em repelir mulheres. Faça um favor a si mesmo e dedique um pouco de cuidado à sua imagem, faça tudo o que estiver ao seu alcance para parecer bem e atrair olhares das mulheres, ou pelo menos não repeli-las.

Neste capítulo, você aprendeu a importância de cultivar um estilo pessoal sedutor, sem ser como meu amigo Esteban. Desde descobrir seu estilo único até prestar atenção aos detalhes, expressar confiança e ousar ser diferente, cada aspecto de sua imagem pessoal contribui para sua capacidade de sedução. Lembre-se, seu estilo é uma ferramenta poderosa que pode abrir portas, ou fechá-las, e despertar o interesse das mulheres, ou, ao contrário, repeli-las.

A seguir, vou fornecer uma lista de 7 cenários possíveis para um encontro, com um conselho de vestimenta simples para parecer bem, elegante e transmitir segurança. São apenas exemplos para lhe dar uma ideia prática de como se vestir bem para chamar a atenção, mas são apenas isso, conselhos. Se tiver uma ideia melhor com a qual você se sinta mais confortável, vá em frente e a execute sem qualquer medo. Minha ideia é simplesmente que você não seja como meu amigo Esteban.

1. Traje Casual Elegante para um Encontro em um Restaurante:

- Calças: Use calças jeans escuras que lhe sirvam bem. Tente usar um cinto preto ou escuro.
- Camisa: Vista uma camisa com botões, como uma camisa branca ou xadrez que você goste.
- Sapatos: Escolha tênis ou sapatos simples, como os que você usa no dia a dia, e tente combiná-los com as calças ou a camisa.
- Complemento: Use um relógio clássico ou alguma pulseira ou acessório que você goste.

2. Encontro para Tomar um Café:

- Calças: Opte por jeans escuros ou de sua cor preferida.
- Camiseta: Use uma camiseta simples em uma cor que você goste.
- Sapatos: Use tênis confortáveis que você tenha.
- Complemento: Se costuma usar boné, um modelo simples pode dar um toque casual.

3. Traje Casual para um Passeio:

- Calças: Use calças sociais ou de tecido confortável.

- Camisa: Vista uma camisa com botões que lhe sirva bem.
- Sapatos: Opte por mocassins ou sapatos confortáveis.
- Complemento: Uma pulseira simples pode adicionar um detalhe interessante.

4. Traje para um Encontro Casual ou Day Game:

- Calças: Escolha jeans escuros ou de sua cor preferida.
- Camiseta: Use uma camiseta simples em uma cor que você goste.
- Sapatos: Use tênis confortáveis que você tenha.
- Complemento: Pode adicionar um chapéu se se sentir confortável ou qualquer outro acessório pessoal que goste.

5. Conjunto para Sair à Noite:

- Calças: Opte por calças escuras que lhe sirvam bem.
- Camisa: Vista uma camisa de gola V ou redonda em uma cor simples.
- Sapatos: Use sapatos confortáveis que combinem.
- Complemento: Adicione um colar ou uma corrente discreta para um toque de estilo.

6. Encontro ao Ar Livre no Verão:

- Calças: Use bermudas confortáveis.
- Camiseta: Vista uma camiseta com um design simples.
- Sapatos: Use tênis esportivos confortáveis.
- Complemento: Um boné esportivo pode ser prático e atraente, ou não use nada, conforme preferir.

7. Encontro Casual em Qualquer Ambiente, mas no Inverno:

- Calças: Opte por jeans escuros ou calças chino.
- Camisa: Use uma camisa de flanela em tons de inverno.
- Suéter: Vista um suéter de gola redonda ou em V em uma cor que você goste.
- Casaco: Use um casaco de lã comprido em tons escuros.
- Sapatos: Use botas de couro ou botinas resistentes.

A ENERGIA MASCULINA: A CHAVE PARA SER UM SEDUTOR

Infelizmente, como você, querido leitor, já deve saber, nesta sociedade atual em que vivemos, politizada e idiotizada, a energia masculina não é bem vista. Na verdade, do meu ponto de vista, tenta-se feminizar o homem, torná-lo menos independente, mais fraco, mais inseguro e, em última análise, mais fácil de controlar e manipular.

Arrisco-me a dizer que não passa de uma estratégia para obter o controle absoluto tão desejado pelas elites globais. Uma maneira de manipular a população ao seu bel-prazer, e qual melhor forma do que criar homens fracos, inseguros, confusos, que não sabem quem são, de onde vêm ou para onde vão. Acredito, e é apenas minha opinião, que é uma forma muito fácil de ter esses indivíduos sob controle, para que consumam, trabalhem e façam o que os líderes querem.

Parece ser uma moda atual que o homem deve ser o mais feminino possível, esquecer sua masculinidade, sua energia, e se tornar alguém que não sabe quem é. Não paro de ver jovens na rua que preenchem todas essas características. Também observo como a sociedade os controla e os leva como ovelhas ao matadouro, sem rumo definido. Defendendo qualquer nova lei absurda sobre progressismo, ou cultura "woke", sem ideias próprias, apenas seguindo a tendência atual decadente que percebo. É apenas minha opinião.

O importante desta breve reflexão pessoal é que, se você quer ser um verdadeiro sedutor, dono de si mesmo, seguro, que sabe para onde vai e o que quer na vida, é que se afaste dessas novas tendências e cultive sua energia masculina. Com isso, não estou dizendo para ser um macho das cavernas, brigão, que mata e faz sons brutos do tipo: "Unga, Unga". Mas também não deve ser um homem perdido, carente de energia, que só transmite tristeza e nada mais. A chave está no meio termo.

Porque no final, o que importa na sedução é a energia que você transmite, muito mais importante do que como você se veste ou qualquer coisa superficial. O que faz a diferença na sedução, ou até mesmo para fechar uma venda, é a energia que você transmite, o que você irradia, como olha, cada passo que dá e como sorri. Mas antes de entrarmos em teorias, vamos definir o que é energia masculina.

Energia Masculina: Para muitos, a energia masculina evoca imagens de coragem e força física, e embora essas qualidades possam fazer parte dela, a energia masculina é muito mais do que isso. Trata-se da determinação interna que nos impulsiona a enfrentar desafios e perseguir nossos objetivos com paixão ardente. É a coragem de ser autêntico, de abraçar nossa verdade e viver com integridade. É a arte de não desistir e buscar um objetivo até alcançá-lo, independentemente das circunstâncias ou do ambiente. É a decisão, o liderança, a confiança e a naturalidade.

Imagine o leão na savana: majestoso, protetor e cheio de confiança em seu domínio. Assim é a energia masculina em sua essência. Ela nos impulsiona a ser líderes, não apenas no sentido tradicional, mas como líderes de nossas próprias vidas. Quando irradiamos essa energia, transmitimos uma mensagem clara de autoafirmação, segurança, confiança, ao mesmo tempo em que geramos atração por sua determinação.

E quais são as características da energia masculina? Vou te dizer a seguir:

1. **Confiança**: A energia masculina muitas vezes está associada à confiança em si

mesmo e à segurança na tomada de decisões.

2. **Força Física e Mental**: Tradicionalmente, a masculinidade tem sido associada à força física e à resiliência mental.

3. **Determinação e Ambição**: A energia masculina muitas vezes está associada à determinação para alcançar metas e à ambição na vida profissional e pessoal.

4. **Independência**: A capacidade de ser independente e autônomo é vista como uma característica da energia masculina.

5. **Responsabilidade**: A assunção de responsabilidades e o cuidado consigo mesmo e com os outros são atributos frequentemente associados à energia masculina.

6. **Liderança**: A energia masculina tem sido historicamente vinculada à liderança e à tomada de decisões.

7. **Expressão Emocional Equilibrada**: Embora exista a ideia de que a energia masculina pode ser menos expressiva emocionalmente, valoriza-se uma expressão emocional equilibrada

que não reprima as emoções.

8. **Coragem**: A disposição para enfrentar desafios e assumir riscos é frequentemente considerada parte da energia masculina.

9. **Habilidade para Resolver Problemas**: A energia masculina é frequentemente associada à capacidade de analisar e resolver problemas de maneira lógica.

Presta atenção nos homens que sempre atraem olhares das mulheres, estou certo de que conheces algum. Achas que é apenas pela aparência física ou pela postura deles? Influencia? Claro que sim, mas a grande chave é a energia que irradiam. Eles projetam sua energia masculina, sua vontade de agir, sua segurança em si mesmos, apaixonados pela vida. É essa a energia que as mulheres percebem e que faz com que recebam olhares e atenção, porque no final a energia é percebida tanto se for positiva quanto negativa, e as mulheres percebem isso muito mais desenvolvido do que os homens.

Agora, presta atenção, vou te dar um exemplo prático dessa energia. Imagine que você está na discoteca e uma garota olha fixamente nos seus olhos, automaticamente você tem duas opções:

a). Desvia o olhar, adota uma postura curvada, tentando passar despercebido. A mulher nota e não acontece nada, a interação acaba, pois transmitiu uma energia de insegurança e pouco masculina, repelindo qualquer possibilidade de uma interação positiva.

b). Pelo contrário ao outro exemplo, decide manter o olhar, mantém sua postura, sorri para ela, pisca um olho e se aproxima para falar com ela. (Já que a mulher chamou sua atenção e você a achou atraente). Dessa forma, você está transmitindo uma energia de segurança, confiança e masculinidade.

Se você comunica essa energia masculina da qual falo, cria-se como uma espécie de magia em que não é preciso dizer nada, pois a mulher em questão sentirá sua presença e sua energia. Ela não poderá ignorar você, já que seu olhar transmite confiança e desejo.

Obviamente, em algum momento você terá que falar com ela e dizer algo, mas aqui o importante é entender o conceito de energia e o que você é capaz de transmitir, com sua energia ou aura. Mais adiante, vou abordar o tema da comunicação verbal e não verbal em outro capítulo, por enquanto vamos nos concentrar aqui na energia masculina.

Você deve ter claro que a confiança e a segurança são alguns dos princípios-chave da sedução, e estes estão compreendidos dentro da mesma energia masculina, se você souber como canalizá-la. Faço questão de salientar que quando alguém age por seus próprios passos, tem seus próprios objetivos e é seguro de si mesmo, as mulheres se sentem atraídas como um bêbado em um bar. É como se você as assegurasse, sem palavras, que elas podem se sentir confortáveis e protegidas ao seu lado. (Posso estar exagerando um pouco, mas, no entanto, isso é bastante verdadeiro por via de regra)

Você deve ter claro que a confiança não vem da arrogância, mas sim de um conhecimento profundo de quem você é e do que tem a oferecer. A segurança em si mesmo é um reflexo da energia masculina em seu auge e um sinal de que você está disposto a liderar na direção que deseja.

A energia masculina também é a força que alimenta a paixão e a autenticidade em suas interações. A paixão pela vida, seus objetivos e seus interesses faz você se tornar magnético. As mulheres são atraídas por homens apaixonados, aqueles que demonstram uma centelha interna que ilumina seu caminho e que também têm um propósito definido. Isso tem muito a ver com o capítulo anterior "viva uma vida única", como você já deve ter percebido.

A autenticidade, por sua vez, vem da alinhamento com o seu verdadeiro eu. A energia masculina o impulsiona a ser autêntico e a não ocultar sua essência. As mulheres percebem isso como uma qualidade valiosa; você é real, diferente, autêntico, honesto, isso cria uma conexão profunda, significativa e fará com que as mulheres desejem você mais pelo que você é. Em suma, sabendo de tudo isso, agora é sua vez de assimilar sua energia masculina e trazê-la à tona, se ainda não a tem interiorizada.

Para encerrar o capítulo, quero convidá-lo à reflexão através de uma série de perguntas, que o ajudarão a interiorizar os princípios da energia masculina, ao mesmo tempo em que o ajudarão a adquiri-la, se ainda não a tiver. É muito importante que você agora tire alguns minutos do seu tempo, em silêncio, para refletir, pegue caneta e papel e leve isso muito a sério.

1. *Como você se sente ao interagir com alguém que irradia confiança e segurança? Você acredita que essa energia poderia impactar sua capacidade de atrair outras pessoas, especialmente no contexto da sedução?*

2. *Imagine alguém que está no controle de si mesmo e da situação, que caminha com determinação e segurança. Quais qualidades de sua energia você acha atraentes e como poderia incorporá-las em sua própria presença?*

3. *Você já experimentou uma conversa em que se sentiu completamente presente, conectado e magnético? O que você acha que contribuiu para essa sensação e como poderia cultivá-la mais frequentemente?*

4. *Reflita sobre suas interações passadas. Existem momentos em que você sente que sua energia ou confiança diminuem suas chances de conexão ou atração? O que você poderia fazer de maneira diferente nessas situações?*

5. *Pense em um líder que admire. Quais traços de sua energia você acha que o tornam um líder convincente? Como você poderia incorporar alguns desses traços*

em sua energia masculina?

6. *Como você reage a situações desafiadoras ou desconhecidas? Você acredita que sua reação poderia ser influenciada pelo seu nível de confiança e energia masculina?*

7. *Imagine como seria se permitisse expressar seus desejos e necessidades sem medo da reação dos outros. Como você acha que isso poderia mudar a dinâmica de suas interações e relacionamentos?*

8. *O que te impede de ser mais autêntico em suas interações? Como você acha que a autenticidade se relaciona com a energia masculina e seu atrativo na sedução?*

9. *Pense em momentos em que se sentiu inseguro ou nervoso em situações sociais. Que estratégias você poderia utilizar para acalmar esses sentimentos e projetar uma energia mais segura e magnética?*

10. *Visualize sua versão mais segura e atraente. Como você anda? Como você fala? Como você se mantém em situações desafiadoras? Que pequenos passos você poderia tomar para se aproximar dessa visão?*

SEJA UMA ÁGUIA DA COMUNICAÇÃO NÃO VERBAL

CAPÍTULO IX

Bem-vindo ao próximo capítulo, querido futuro sedutor, onde abordaremos a importância da comunicação não verbal na sedução de mulheres, pois, como você provavelmente percebeu em muitas ocasiões, nem tudo o que queremos transmitir é comunicado verbalmente. Em algumas circunstâncias, as pessoas costumam expressar certas ideias ou pensamentos de forma gestual, seja por meio de uma expressão facial, um gesto corporal, ou pelo simples fato de se afastar um pouco de alguém que o incomoda, porque está invadindo seu espaço pessoal e você não quer ter nenhum tipo de contato com ele.

No mundo da sedução, isso é ainda mais importante. Muitas vezes, uma mulher não vai lhe dizer diretamente que está atraída por você com palavras, mas sim de forma indireta, por meio de gestos e expressões corporais. Ela também pode dizer da mesma forma que não está atraída por você. Você precisa estar muito atento e saber interpretar esses sinais a seu favor, tanto se forem positivos quanto se forem negativos. Dessa forma, uma vez dominada essa arte, você saberá quando seguir em frente e quando se retirar gentilmente.

Já te adianto... que, no começo, será difícil interpretar esses sinais, e exigirá um grande esforço de sua parte reconhecê-los, mas com prática, você chegará a fazê-lo automaticamente. É como dirigir, no começo requer muita atenção, mas com o tempo você se acostuma e faz tudo de forma intuitiva.

Este capítulo será bastante teórico, o que não gosto muito, mas não consigo pensar em uma maneira melhor de explicar como funciona a comunicação não verbal. Acredito que será muito mais fácil de explicar dessa forma do que com exemplos, e também quero garantir que você entenda bem.

A seguir, tentarei explicar detalhadamente quais são os principais gestos de uma mulher que indicam interesse por você. Portanto, prepare-se para a pura teoria!

Guia de gestos que indicam que uma mulher sente certo interesse por você

1. **Contato Visual Sustentado**: Quando uma mulher está interessada, o olhar dela se torna uma de suas armas mais poderosas. Ela manterá contato visual contigo de forma prolongada e, frequentemente, buscará seus olhos repetidamente durante a conversa. Esse gesto revela um desejo de conexão e uma abertura para a intimidade.

2. **Sorriso Brincalhão**: O sorriso é um indicador-chave de interesse. Observe se o sorriso dela é autêntico e radiante, especialmente quando você está no centro da atenção dela. Um sorriso genuíno mostra que ela se sente confortável e atraída por você.

3. **Proximidade Física**: Quando uma mulher se aproxima mais do que o necessário em uma conversa, isso pode ser um sinal de interesse. Preste atenção se ela se inclina em sua direção, se toca suavemente seu braço ou se cria uma bolha de intimidade compartilhada ao reduzir a distância entre vocês.

4. **Brincar com o Cabelo**: As mulheres frequentemente brincam com o cabelo quando estão interessadas. Elas podem passar os dedos por ele, torcer uma mecha ou brincar com o colar ou brincos. Esse gesto é uma manifestação de nervosismo e flerte.

5. **Imitação Sutil**: Se você notar que ela reflete seus gestos e posturas, como cruzar as pernas quando você o faz, ou dar um gole na bebida ao mesmo tempo que você, é um sinal de sintonia e conexão. A imitação sutil indica que ela está sintonizando com você em um nível profundo.

6. **Toque no Rosto ou nos Lábios**: Um gesto interessante é quando uma mulher toca suavemente o rosto ou os lábios durante a conversa. Isso pode ser um indício de que ela está pensando na atração que sente por você e na possibilidade de desejar um beijo.

7. **Cruzar e Descruzar as Pernas**: Observe se ela cruza e descruza as pernas com frequência enquanto olha para você. Esse gesto pode ser uma forma de chamar a atenção para as

pernas dela e expressar um interesse sutil.

Agora que você sabe disso, tigre, é muito importante que você também não fique muito empolgado se identificar apenas um desses possíveis gestos. Mantenha a calma. Geralmente, isso funciona se você identificar de três a quatro sinais e sentir que a conversa está progredindo e ambos se sentem confortáveis. Então, meu conselho é que, se você perceber que a mulher faz algum desses gestos com você, mas não tem certeza se ela gosta de você ou não, espere identificar mais algum e continue a conversa antes de tentar algo mais. Você também sempre pode arriscar e ver o que acontece, mas terá mais chances de fracassar, talvez por ir rápido demais ou fazer parecer forçado. Ou talvez você tenha sucesso... afinal, quem não arrisca, não ganha. Deixo essa decisão de agir da melhor maneira para você.

Para deixar ainda mais claro, vou ficar técnico com os gestos negativos, que mostram que uma mulher não está interessada em você, e indicarão que você deve abandonar a partida e começar de novo. Porque... sim, jogador! Nem sempre se ganha...

Guia de gestos que indicam que uma mulher não está interessada em você

1. **Pouco Contato Visual ou Evitação**: Uma das indicações mais claras de desinteresse é a falta de contato visual ou até mesmo evitar olhar para você. Se ela constantemente olha ao redor ou para baixo enquanto conversam, é provável que não esteja interessada em uma interação romântica ou flerte.

2. **Postura Fechada**: Quando uma mulher cruza os braços sobre o peito ou adota uma postura encolhida, pode indicar que ela se sente desconfortável ou fechada à interação. Isso sugere falta de disposição para conexão.

3. **Respostas Breves ou Monossilábicas**: Se as respostas dela forem curtas e sem detalhes, é um sinal de que não está interessada em manter uma conversa significativa com você. Pode ser uma maneira de expressar desinteresse. Observe que às vezes elas também podem estar testando você dessa forma, para ver como reage.

4. **Falta de Iniciativa na Conversa**: Se você é quem carrega todo o peso da conversa e ela não contribui com

tópicos de conversa ou perguntas, é provável que não esteja comprometida com a interação. Pois está mostrando falta de interesse por você.

5. **Distância Física**: Se ela mantém uma distância significativa entre vocês, evita contato físico e recua quando você se aproxima, é um sinal de que não está confortável com a proximidade física. Isso indica de forma indireta que ela foge do contato físico porque na maioria dos casos não se sente atraída por você ou não está confortável o suficiente com você.

6. **Não Reage a Toques ou Elogios**: Se você tenta tocar levemente no braço dela ou elogiar e ela não parece reagir positivamente, pode indicar falta de interesse ou até desconforto com sua presença.

7. **Falta de Iniciativa para Continuar a Interação**: Quando ela não mostra interesse em continuar a interação após uma conversa inicial, como não perguntar pelo seu número ou não aceitar um convite para futuros encontros, é um sinal de que não está interessada em levar o relacionamento adiante.

Provavelmente, nesses casos, ela está tentando ser educada com você, mas não está interessada em você como pessoa, apenas está sendo gentil.

8. **Evitar Temas Pessoais**: Se ela evita discutir temas pessoais ou emocionais e mantém conversas superficiais, isso pode sugerir que não está interessada em aprofundar a conexão. Ou, ao contrário, pode ser que você precise ganhar a confiança dela para que ela aborde temas mais pessoais.

¡Excelente trabajo! Ahora que já sabe quais são os sinais não verbais, tanto positivos quanto negativos, que indicam se uma mulher está interessada em você ou não, mas... e você? Como homem, é importante que saiba que também está subcomunicando por meio de seus gestos, confiança ou falta dela. Como aprendeu neste livro, o que deseja comunicar com sua linguagem corporal é confiança. Então, vou lhe dar as chaves a seguir para saber como pode comunicar segurança com sua expressão corporal.

Guia da expressão corporal masculina: como transmitir segurança ou insegurança

Transmitindo Segurança

1. **Postura Erguida**: Manter uma postura ereta com as costas retas e os ombros para trás transmite confiança e autoestima. Sempre mostre o seu melhor porte. Lembre-se de que a primeira impressão sempre entra pelos olhos.

2. **Contato Visual Firme**: Fazer contato visual direto e sustentado mostra que você está disposto a enfrentar a situação com determinação e sinceridade. Lembre-se, para a minha avó, a sedução é feita com os olhares. (Ela não está absolutamente errada).

3. **Movimentos Controlados**: Gestos e movimentos controlados e deliberados indicam que você tem controle sobre si mesmo e suas emoções. Gesticular de forma graciosa enquanto fala poderia ser um exemplo. Ao gesticular, você chama a atenção de forma indireta, ao mesmo tempo em que se comunica de maneira diferente dos demais. Isso

fará com que ela repare mais em você.

4. **Expressão Facial Relaxada**: Uma expressão facial tranquila e serena sugere que você está no controle de suas emoções e se sente confortável consigo mesmo. Isso significa usar sua expressão facial natural, sem fazer caretas ou gestos que indiquem que você não tem a situação sob controle ou que está inseguro. (Mas você sempre pode fazer caretas quando se trata de brincadeiras).

5. **Voz Firme e Clara**: Falar com uma voz firme, clara e segura é um indicador poderoso de confiança em si mesmo. Faça com que seja evidente que você está presente! Sem criar um alvoroço.

Projetando Insegurança

1. **Postura Encolhida ou Curvada**: Uma postura encolhida, com os ombros caídos e a cabeça para baixo, reflete insegurança e falta de confiança. Isso fará com que passe despercebido e é muito provável que as mulheres não reparem em você.

2. **Evitar Contato Visual**: Evitar contato visual, ou olhar constantemente para baixo, pode indicar desconforto ou insegurança na situação. Além disso, indica que você não tem confiança suficiente em si mesmo para olhar nos olhos de outra pessoa. (Com isso, não estou dizendo para olhar constantemente e o tempo todo nos olhos dela, isso certamente será bastante desconfortável, mas você terá que alternar, olhar nos olhos, nos lábios dela, ou de vez em quando ao seu redor, mas sempre olhe nos olhos dela quando ela disser algo interessante ou quando você quiser comunicar algo.)

3. **Movimentos Nervosos**: Mexer no cabelo repetidamente, tamborilar com os dedos ou se

mover nervosamente podem revelar ansiedade ou insegurança. (Também não estou dizendo para não fazê-los, pessoalmente, às vezes eu gosto de tamborilar com os dedos e não há nada de errado nisso, mas fazer isso constantemente e acompanhado de outros gestos do tipo pode demonstrar insegurança.)

4. **Expressão Facial Tensa**: Uma expressão facial tensa, com testa franzida ou caretas de ansiedade, sugere falta de confiança na situação. Como já falamos, a chave é ser natural, mantenha a mesma expressão facial que você teria com seu melhor amigo. Quando você aprender com a prática, poderá usar uma expressão facial mais sedutora.

5. **Voz Trêmula ou Vacilante**: Falar com uma voz trêmula ou vacilante indica insegurança e falta de confiança em si mesmo. O mesmo acontece ao falar com um tom de voz muito baixo. Com isso, você está subcomunicando que não quer que ninguém saiba o que está dizendo ou fazendo.

Para encerrar o capítulo, vamos com outra das

minhas histórias pessoais, já que adoro contar e tenho muitas para partilhar. Há uns dias, saí na minha cidade natal.

(Você estará pensando: "Mas ele não estava na Suíça?" Estava, mas neste momento estou reescrevendo este capítulo, e sim, voltei para Valência há uns dias, com a intenção de ficar pelo menos uma temporada; ainda verei se volto para a Suíça, ou se me torno milionário escrevendo este livro. Cruzem os dedos).

Continuando, que me alongo outra vez. Estava com alguns amigos, como de costume, tomando algo para variar.

(Adoro cerveja, rum com cola e um bom Old Fashioned). Não posso evitar, não é necessário beber para flertar, mas gosto de beber quando saio, então peguei o ponto certo. Do meu ponto de vista, não há nada de errado em beber para flertar, contanto que não esteja bêbado. No entanto, enfatizo que não é necessário. Pessoalmente, gosto de beber com moderação, então estou sendo eu mesmo).

Passou um tempo e nos cansamos do bar onde estávamos, então decidimos ir para uma discoteca no centro. Entramos, tudo normal, e formamos o típico círculo de amigos.

Começo a levantar a cabeça, como de costume, em busca de olhares cúmplices e ao mesmo tempo analisando o que estava ao meu redor, enquanto conversava e dançava com meus amigos. Observando o ambiente, percebo que havia uma garota loira, de pele clara e olhos azuis, bastante bonita e alta. Ela estava dançando com outro homem, mas eu sentia que ela estava me olhando, então decidi piscar para ela, enquanto lhe sorria de forma maliciosa.(Assim confirmaria se ela estava me olhando ou não). De fato, ela me vê, ri e se afasta um pouco do outro homem, como se estivesse esperando que eu fosse falar ou dançar com ela.

Lo certo é que eu estava me divertindo com meus amigos, a noite estava apenas começando e, naquele momento, não me sentia com vontade de falar com ela, então decidi deixar a oportunidade passar por enquanto. Mas cerca de uma hora depois, meus amigos decidiram ir embora. Como eu não estava com vontade de ir para casa ainda, decidi ficar sozinho na boate, com a ideia de que talvez não voltasse para casa sozinho se jogasse bem minhas cartas.

Me despedi dos meus colegas, olhei ao redor e vi a garota com quem estava trocando olhares. Ela ainda estava dançando com o outro homem, mas eu tinha certeza de que ele ainda não a havia beijado. Notei que ela se afastou um pouco e foi até o bar para pedir algo. Era a minha chance!

Reuni coragem e fui até o bar. Fiquei ao lado

dela, cumprimentei-a com um sorriso e mencionei que tinha notado que ela estava me olhando. Ela confirmou e riu timidamente. Sugeri então que mudássemos de parceiro de dança. Ela riu novamente e disse que não iria com um "PlayBoy" como eu para que eu pudesse brincar com ela. Eu ri ainda mais e disse que o que a fazia pensar que eu era um "PlayBoy". Ela respondeu: "A forma como você me olha e as palavras que me disse quando falou comigo." Além disso, ela acrescentou que o outro cara estava sendo muito legal com ela e ela se sentia mal em trocá-lo por mim.

Enquanto conversávamos, ela continuava me olhando com desejo, eu podia sentir, e não parava de sorrir para mim, mantendo uma distância bem próxima. Eu sentia que ela gostava. Afinal, se ela não gostasse, não teria se incomodado em me dedicar tanto tempo.

Pensei por alguns segundos e disse: "Veja a diferença entre aquele homem e eu. Eu pelo menos vou direto ao ponto e digo o que penso e quero. Além disso, posso garantir que no final da noite, aquele outro homem vai querer a mesma coisa que eu quero agora."

Ela ficou surpresa, mas ao mesmo tempo gostou da minha resposta. Ela disse: "Vou falar também com o outro cara, para decidir o que quero. Espere por mim aqui." Eu aceitei o acordo e fui pedir uma cerveja.

A garota voltou comigo. Estava claro que ela gostava de mim, não parava de sorrir para mim, olhando nos meus olhos e mantendo-se sempre perto de mim. De repente, ela me confessou que se sentia mais atraída por mim do que pelo outro cara, simplesmente pela maneira como eu havia abordado a situação, mas ao mesmo tempo confessou que se sentia mal pelo outro cara.

Continuamos com essa conversa sem sentido por um tempo, até que me cansei e a beijei, porque sabia que ela gostava. Ela me beijou de volta e depois deu outro beijo. De repente, ela parou de falar sobre o outro cara e começamos a falar sobre nós. Aqui tive que me lançar, para mostrar minhas intenções e acabar com o jogo.

En todo esse tempo, o outro cara continuava nos observando, mas ele não teve a sorte de ler os conselhos de Giovanni Amato, como você está fazendo agora. O que ele poderia fazer, coitado? Me deu pena. Mas ficar em casa sozinho teria sido ainda pior. Então, continuei com meu jogo.

Fiquei mais uma hora dançando e me beijando com ela, propus irmos para algum lugar juntos. Ela disse que eu poderia ir para sua caravana com ela, mas que tínhamos que esperar por sua amiga. Que pesadelo! Foi difícil convencer a amiga dela a nos deixar ir, ela estava um pouco bêbada e não queria ir sozinha, por inveja da amiga, imagino. Isso é outra história, mas no final consegui.

Acabei na caravana com as duas, infelizmente não rolou um ménage à trois, se é o que você está pensando, mas rolou um dueto. Além disso, passei o fim de semana com elas na caravana, viajando um pouco pela costa de Valência e dormindo na praia. Um plano maluco que não teria tido se não tivesse ido falar com aquela garota na boate.

Confesso que gostei bastante da garota e gostaria de me juntar à sua viagem. Na verdade, elas me convidaram para viajar com elas, mas atualmente estou sem grana e não posso me dar ao luxo. Se você está curioso, elas me disseram que voltariam a Valência para me ver, mas pessoalmente, embora eu possa ir, não gosto de me iludir com essas coisas (pela minha saúde mental, principalmente). Se acontecer, ótimo, se não, tudo bem também. (Atualização: aconteceu, mas naquela época eu estava saindo com outra garota e não tive tempo de encontrá-las). Uma pena.

Mas a experiência foi ótima e agora estou compartilhando com você, esperando que sirva de aprendizado. Acredito que, com toda essa teoria, tenha ficado claro para você como as mulheres comunicam atração sem dizer palavras e como os homens transmitem segurança de forma corporal. É muito importante que você entenda tudo isso antes de passar para o próximo capítulo, onde aprenderá como iniciar uma conversa bem-sucedida com uma mulher.

É muito importante que da próxima vez que sair, você preste muita atenção a esses pequenos detalhes. Por isso, quero propor uma série de exercícios simples para você fazer da próxima vez que sair, para ajudá-lo a identificar esses gestos de maneira mais fácil e internalizá-los, para que possa reconhecê-los automaticamente.

Exercício

1. **Observação em Ambiente Social**: Vá a um bar, discoteca ou café onde haja interação entre homens e mulheres. Enquanto toma algo, observe como eles interagem. Preste especial atenção à comunicação não verbal mencionada anteriormente e tente identificar tanto a comunicação verbal positiva quanto a negativa. Observe se os homens transmitem segurança ou insegurança com sua postura corporal. Reflita sobre o observado e anote suas reflexões em um caderno, como se fosse um professor de sedução ensinando a um aluno.

2. **Análise de filmes**. Vou te sugerir uma série de títulos nos quais a comunicação não verbal focada na sedução é muito clara, de modo que você também possa refletir como no exercício anterior, mas desta vez do conforto da sua casa. Os filmes são os seguintes:

- **Hitch**: é um filme que apresenta um "doutor em encontros" que utiliza estratégias de comunicação não verbal para ajudar outros a conquistar seus interesses românticos. Fornece exemplos divertidos e práticos sobre como usar a linguagem corporal em situações de sedução.

- **Crazy, Stupid, Love**: é um filme que se concentra em como um personagem especialista em sedução compartilha seus conhecimentos e técnicas com outros. Oferece exemplos claros e lições sobre linguagem corporal, estilo e confiança em si mesmo.

- **Dois Homens e Meio / Two and Hald Man**: embora não esteja tão focado na sedução, também há cenas claras de comunicação não verbal, tanto positivas quanto negativas, entre seus dois protagonistas. Além disso, você terá boas risadas.

3. **Reflexão Pessoal**: Pense em interações passadas que teve com mulheres. Lembre-se de como

foi a comunicação não verbal da mulher e se foi positiva ou negativa. Reflita sobre sua própria postura corporal nessas situações e se mostrou segurança ou insegurança. Identifique os princípios enumerados anteriormente em cada situação e anote-os, se necessário. O objetivo é refletir sobre suas interações passadas para melhorar sua comunicação não verbal e entender melhor a comunicação não verbal feminina.

A ARTE DE INICIAR UMA CONVERSA

CAPÍTULO X

Agora que você entendeu e internalizou a arte da comunicação não verbal, vamos dar o próximo passo, doutor amor. Neste capítulo, você aprenderá como pode iniciar uma conversa com qualquer mulher que você deseje e ter sucesso, ou pelo menos tentar e não morrer na tentativa.

Imagino que ainda esteja com medo, ao mesmo tempo em que se sente inseguro em se aproximar daquela mulher que você gosta, não se preocupe, vamos resolver isso juntos.

Se servir de consolo, lembro-lhe que também fui incapaz de me aproximar e conversar com uma mulher, eu era um cagão, não queria admitir, e não acreditava em mim, esse era o principal problema. Vamos direto ao ponto.

Um dos erros mais comuns que os homens cometem ao tentar interagir com uma mulher é que eles próprios as idolatram. Colocam-nas num pedestal e acham que são deusas do Olimpo, descendentes dos céus. Inatingíveis aos olhos de um mortal, por isso o homem assume seu papel de mero mortal e se afasta da interação, evitando-a a todo custo, por causa da ideia que ele mesmo colocou em sua cabeça. Como você pode imaginar, isso são apenas idiotices de um homem inseguro, que ainda não sabe o que quer, nem é consciente de seu valor e, além disso, não tem ideia de como são as mulheres.

Minha intenção é fazer você perder esse medo irracional que tem na cabeça para começar uma conversa com uma mulher, porque, mesmo que você ainda não acredite em mim, é muito mais fácil do que parece.

Vou te contar um segredinho, as mulheres morrem de vontade de receber atenção de um homem, elas adoram, como o viciado em cocaína, dá-lhes motivação, faz com que se sintam melhor e desejadas em geral. Também digo que, pessoalmente, como sedutor, também adoro receber atenção de uma mulher, aumenta meu ego e faz com que me sinta desejado. Quem não gostaria disso? Mas também acredito que muitos homens não são conscientes disso que estou te contando.

Levando em consideração que as mulheres adoram receber atenção, partimos de uma clara vantagem, elas desejam atenção e você está desejando falar com aquela garota que você gosta. Perfeito, mas obviamente não é tão fácil, porque elas também não querem a atenção de qualquer homem. Elas, de forma generalizada, querem a atenção de um homem de alto valor, de um lobo, não quer estar com um cordeiro. Por isso a importância dos capítulos anteriores, que terão tem ajudado a ganhar mais confiança em si mesmo, ou pelo menos terão aberto os olhos para o que você precisa fazer para conquistá-las.

Seguindo com essa explicação, isso tudo não começa a fazer mais sentido para você? A mulher busca a atenção de um homem com energia masculina, seguro e com boa vibra. Muito bem! Você é um homem que está lendo este livro para fazer uma mudança em sua vida, está descobrindo um conhecimento que até hoje não tinha, está trabalhando em ser uma melhor versão de si mesmo, mais seguro e, portanto, se conseguir isso, será mais desejado aos olhos de uma mulher. Então, o que está te impedindo de ir falar com essa mulher? Ela está desejando que você fale com ela, quer sua atenção, quer se sentir desejada, quer que você aumente o ego dela. Então comece a jogar!

Fantástico, você percebeu e agora teve a coragem de ir falar com ela, ela sorriu para você, mas você fica em branco porque não sabe o que dizer, falta prática, tudo bem. Deixe fluir, pergunte sobre os gostos dela, sobre os hobbies, mostre interesse em conhecê-la. No começo é normal forçar um pouco a conversa, o importante é que ela te responda e devolva as perguntas. Aqui o importante é quebrar o gelo. Não se esqueça de prestar atenção na comunicação não verbal da qual eu comentei antes.

Parabéns! Você alcançou o primeiro passo, está sentado no balcão do bar conversando com aquela bela mulher, mas você se sente forçado e ainda não sabe o que esperar da conversa, isso é porque você não tem um plano de ação definido.

Agora eu te conto outro segredo, para seduzir uma mulher em uma noite ou durante o dia, não é preciso horas de conversa para chamar a atenção dela. Com apenas deixar a conversa fluir, fazê-la rir, é o suficiente para dar o próximo passo, mostre suas intenções. Peça o número dela se encontrá-la na rua, ou proponha a vocês se sentarem para tomar um café, com a desculpa de se conhecerem melhor. Você poderia usar o típico exemplo de que algo nela chamou sua atenção e que você gostaria de conhecê-la por esse motivo, seja naquele momento ou em outro. Como este não é um livro de frases prontas e de copiar e colar, prefiro que seja você quem use o engenho quando a ocasião surgir. Com a prática, frases melhores virão, depois, é claro, de errar algumas vezes. Não espere sucesso em suas primeiras tentativas

Se estiveres num bar ou numa discoteca, convida-a para dançar ou pede-lhe um beijo diretamente. O pior que pode acontecer é ela dizer que não, e tu retiras-te amavelmente com um sorriso. Tens sorte, pois não és um Cavaleiro medieval que precisa manter o seu honor intacto e podes permitir-te ser rejeitado.

Sabendo disso, vou contar-te outra história pessoal para te motivar, porque gosto de contar histórias, ouvi-las, e porque é o meu livro e apetece-me contar-te, e porque se quiseres ser um bom sedutor, também terás de contar boas histórias de vez em quando.

Há alguns meses, estava num bar à noite em Lausanne, Suíça. Tinha acabado de trabalhar como barman, por isso apetecia-me tomar algo para relaxar do trabalho. Chego ao bar, tomo umas cervejas com um amigo, estávamos a falar da vida e como progredir nela, e de como sair desse trabalho que não gostávamos, mas que por enquanto paga o aluguel.

Enquanto a conversa fluía com o meu amigo, levantei a cabeça e vi uma mulher a olhar para mim. Ela era uma mulher asiática, bastante atraente, de pele branca, cabelo preto, olhos escuros e um pouco alta para ser uma mulher, sem dúvida chamou a minha atenção e a de alguns outros também.

Fiz-lhe um leve sorriso e ela retribuiu, então decidi levantar-me e ir falar com ela. Aproximei-me, disse-lhe um simples 'Olá', mas em inglês, e em seguida disse - 'vi que estávamos nos a olhar e queria saber se era coisa minha ou se realmente estavas a olhar para mim', ao que ela respondeu - 'é verdade, estava a olhar para ti'. Ri-me com um sorriso travesso e respondi - 'o que se passa, gostas de me olhar assim?' E ela respondeu - 'Bem, não te pareces mal' e também riu.

Parece bastante fácil, não é? Em seguida, convidei-a para dançar e dançamos um pouco, ao som de uma música que, na minha opinião, não era a melhor (não penses que sou um bom dançarino, outro dia riram-se de como eu dançava), mas o importante era mexer um pouco, aproximar-me dela e ver que ela não estava incomodada com a minha presença. Efectivamente, ela permitiu-me aproximar, olhava-me nos olhos e sorria o tempo todo, então decidi e sem pensar muito dei-lhe um beijo, o qual ela retribuiu com entusiasmo, enquanto continuávamos a dançar.

Pensei que tudo estava resolvido, mas de repente, aconteceu algo estranho que devo admitir que nunca me aconteceu na vida toda. Também devo confessar que não me importei muito, porque naquele momento só queria deitar com ela.

Retomando a história, essa garota me disse: "Giovanni, antes estava com um cara que eu gosto e quero ver quem dos dois beija melhor para decidir com quem ir". Fiquei bastante surpreso e respondi: "Bem, faz o que precisar fazer, não vou esperar por você, mas depois me conta".

De fato, ela beijou aquele outro cara, depois voltou e perguntei: "Então, quem beija melhor?" E ela respondeu que o outro. Eu ri e disse: "Então, vá com ele". Ela disse: "Não, gosto mais de você, te vejo mais seguro e quero ir com você esta noite". Então tomamos mais uma cerveja naquele lugar e depois fomos para meu quarto, já que atualmente divido a casa. (Não nos beijamos claramente novamente até que ela lavou a boca em minha casa). Passamos uma boa noite e continuamos saindo por um tempo sem nenhum compromisso, até que ela voltou para seu país de origem, a Mongólia.

Como você deve ter percebido se prestou atenção a essa pequena história pessoal, às vezes não é preciso dizer grandes coisas ou ter uma entrada magnífica para chamar a atenção daquela mulher que você gosta; às vezes, só é preciso agir e mostrar segurança em si mesmo.

Sou consciente de que muitos gurus ensinam abridores de conversa, mas na minha opinião pessoal, esses abridores raramente funcionam, pois você não conseguirá dizê-los e transmiti-los naturalmente, já que não são invenções suas, mas apenas uma cópia do que alguém disse algum dia e isso será notado.

Por isso, para mim é melhor ir direto e simplesmente dizer o que vier à sua mente, tenho certeza de que você cometerá muitos erros e se encontrará em situações embaraçosas por conta própria, mas você precisa passar por isso, meu amigo, pois para ser um sedutor você vai precisar de muita prática e muitas situações constrangedoras.

A seguir, vou deixar um guia para você consultar quantas vezes precisar, no qual detalho os passos para iniciar uma conversa com aquela garota que você gosta.

Passo a passo para iniciar uma conversa bem-sucedida

1. **Faça contato visual**. Como mencionado no capítulo anterior, é muito importante prestar atenção aos sinais da comunicação não verbal. Se uma garota estiver olhando para você, é provável que esteja interessada em conhecê-lo. Normalmente, será sua responsabilidade se aproximar e iniciar uma conversa com ela. Isso não significa que você sempre precisa fazer contato visual para iniciar uma conversa com uma mulher. Muitas vezes, iniciei uma conversa sem contato visual prévio e acabei passando a noite com ela. No entanto, é verdade que facilita as coisas se houver contato visual prévio.

2. **Quebre o gelo**. Como mencionado anteriormente, as mulheres estão esperando a atenção de um homem e querem se sentir desejadas para reforçar seu ego e também porque todos procuramos

companhia. Pense nisso sempre que quiser se aproximar de uma mulher para reforçar sua própria confiança e não se deixar levar pelo medo. Lembre-se de que não é necessário dizer a frase mais engenhosa para iniciar uma conversa com aquela garota que chamou sua atenção. Na maioria das vezes, basta iniciar a conversa de uma maneira em que você se sinta confiante. Então não pense mais e vá falar com ela. Lembre-se de que é melhor tentar do que se arrepender depois...

3. **Seja você mesmo, seja natural**. Não finja ser alguém que não é para conquistar alguém. Mantenha-se fiel a si mesmo, tente ser divertido, mostre segurança e confiança.

4. **Mostre interesse por ela**. Evite falar apenas sobre você, isso pode entediá-la. Em vez disso, mostre interesse por ela, pergunte sobre sua vida, seus hobbies, enfim, mostre que você se importa em conhecê-la. Tente despertar

o interesse dela para que ela também pergunte sobre você. Se perceber que a conversa está fluindo, há sorrisos, ela olha para você e há uma boa vibração, é hora de dar o próximo passo.

5. **Mostre suas intenções**. Aqui é onde muitos homens falham, eu inclusive no começo. Às vezes, nos concentramos tanto na conversa e em causar uma boa impressão que esquecemos quais eram nossas intenções. Por isso, é importante ter sempre claro e mostrar suas intenções tão rapidamente quanto sentir uma conexão. Se você está interessado nela e quer passar um bom tempo, beijá-la ou ir além, você precisa dizer e demonstrar o que sente. Não diga logo de cara, mas esteja atento à conversa e, quando sentir que não consegue mais segurar o que sente, não pense duas vezes e simplesmente diga.

Agora que você sabe o passo a passo para iniciar uma conversa bem-sucedida, vamos nos concentrar em como manter a conversa para que a garota não se aborreça e você possa alcançar seu objetivo.

Estratégias simples para manter a conversa

1. **Faça Perguntas Abertas**: Em vez de fazer perguntas fechadas que só exigem respostas sim ou não, faça perguntas abertas que incentivem respostas mais detalhadas e uma conversa mais profunda. Por exemplo, em vez de perguntar "Você gosta de viajar?", você pode perguntar "Qual foi o seu destino de viagem favorito e por quê?".

2. **Ouça Ativamente**: Preste atenção ao que a outra pessoa está dizendo. Não interrompa nem se adiante em suas próprias respostas enquanto ouve. Faça perguntas de acompanhamento com base no que ouviu para mostrar que está interessado.

3. **Compartilhe Histórias Pessoais**: Compartilhar anedotas pessoais relacionadas ao tema da conversa pode tornar a conversa mais íntima e significativa. As histórias pessoais permitem que

a outra pessoa o conheça melhor. Conte histórias sobre aquela viagem que você tanto gostou, ou algo engraçado que aconteceu com seus amigos recentemente.

4. **Varie os Temas**: Evite ficar preso em um único tema por muito tempo. Mude de assunto naturalmente quando sentir que a conversa está se esgotando. Isso mantém a conversa fresca e emocionante. Sempre é possível retornar aos temas anteriores, já que sempre há algo a mais para dizer.

5. **Use o Humor**: O humor é uma excelente maneira de aliviar o clima e tornar a conversa mais atraente. Não force piadas, mas se surgir uma oportunidade para um comentário engraçado, não hesite em aproveitá-la. As mulheres adoram homens engraçados, não se esqueça disso.

6. **Fale com Paixão**: Se você falar sobre algo que realmente o apaixona, seu entusiasmo será

contagiante. Compartilhe seus interesses e paixões, e a outra pessoa provavelmente se sentirá atraída pelo seu entusiasmo. Fale sobre sua última viagem, o projeto em que está trabalhando, alguma situação engraçada que aconteceu com você, ou qualquer coisa que o apaixone.

7. **Mostre Interesse**: Pergunte sobre os interesses, hobbies e objetivos da outra pessoa, e demonstre um interesse sincero em conhecê-la melhor. As pessoas tendem a gostar de conversas quando sentem que a outra pessoa se importa com elas.

8. **Use a Linguagem Corporal Adequada**: A linguagem corporal desempenha um papel importante na comunicação. Mantenha contato visual, sorria e use gestos que reforcem o que você está dizendo.

9. **Ouça os Sinais da Outra Pessoa**: Preste atenção aos sinais não verbais da outra pessoa.

Se ela parecer entediada ou desconfortável, considere mudar de assunto ou ajustar sua abordagem na conversa. Ou, se ela não gostar do lugar onde estão, tente ir para outro lugar.

10. **Seja Autêntico**: O mais importante é ser você mesmo. A autenticidade é atraente, e as pessoas gostam de conversas genuínas. Não tente ser alguém que não é para impressionar alguém. Eles acabarão percebendo, e você ficará em uma situação pior.

Lembre-se de que isso é apenas teoria e não valerá nada se você não colocar em prática nos próximos dias após ler este capítulo. Portanto, vou propor uma série de exercícios para você praticar o que aprendeu e assim poder se tornar em breve o próximo Leonardo DiCaprio.

Exercício

1. **Participe de um intercâmbio de idiomas**. Esta é uma ideia simples, você pode ir aonde quiser para praticar, mas acho que é uma boa opção. Geralmente, as mulheres que participam desse tipo de evento estão abertas a conversar, e assim você também pode colocar em prática o que aprendeu, além de aprender um idioma. Procure na internet por algum bar em sua cidade que organize esse tipo de evento, geralmente são chamados de intercâmbio de idiomas.

2. **Combine com um amigo de confiança**. Se você não se sentir confortável em fazer isso sozinho, sugira a um amigo que também queira aprender a conversar e flertar, para irem juntos a um bar ou shopping e iniciar conversas com desconhecidas. Dessa forma, você não se sentirá sozinho e terá

um apoio moral caso a conversa não saia como esperado. Se não tiver nenhum amigo interessado, anime-se a fazer isso por conta própria.

3. **Inscreva-se em algum grupo relacionado ao seu hobby favorito**. Dessa forma, você estará fazendo uma atividade que ama, e também saberá que a outra pessoa compartilha dos mesmos interesses, o que facilitará iniciar uma conversa com um tema em comum. Se não tiver um hobby, pense em algo que goste e procure por grupos relacionados a isso.

O TEMÍVEL BLOQUEIO MENTAL: COMO SUPERÁ-LO

CAPÍTULO XI

O temido bloqueio mental, sem dúvida um dos maiores inimigos do sedutor e ainda mais do aspirante a sê-lo. Na minha humilde opinião, é algo que sempre estará dentro de nós. Impossível de se livrar, mas sim de superar.

Confesso que até hoje, sinto ocasionalmente esse maldito bloqueio em alguma ocasião quando quero iniciar alguma interação do zero. Felizmente para mim, conheço os princípios para me desbloquear e continuar com a interação, então neste capítulo compartilharei esses princípios contigo.

Mas primeiro, a que se deve esse

bloqueio mental recorrente em todos os homens e sedutores? Em princípio, deve-se a um mecanismo de autodefesa do ser humano para evitar situações embaraçosas ou desconfortáveis, já que como você sabe o ser humano tende ao conforto e à rotina. No entanto, esse mecanismo de defesa não nos ajuda em nada na hora de seduzir uma mulher, precisamos aprender a controlá-lo para ter relacionamentos bem-sucedidos, precisamos nos livrar dele. Pois, se você não conseguir superá-lo, sempre será um cara inseguro, incapaz de se aproximar e conversar com uma garota e passará a vida frustrado, se perguntando por que está sempre sozinho.

Primeiro de tudo, vamos estudar os principais medos que passam por nossa mente e sabotam essa primeira interação, nos deixando paralisados e sem agir.

São quatro os principais bloqueios que afetam a mente do homem, os quais vou enumerar. Serei breve aqui porque no meu livro anterior, "Mentalidade de sedução: Os segredos da sedução para seduzir mulheres", entro em maior detalhe e explico de forma muito clara. Se você ainda não leu e sente que precisa aprofundar mais neste tema, ou simplesmente me quer apoiar e me dar umas regalias, para me dedicar plenamente a isso, sugiro que o adquira. Vamos lá.

Os quatro maiores inimigos do sedutor

1. **Bloqueio pelo medo do que vão** dizer: Em certas ocasiões, tememos o que os outros possam pensar de nós. Deves ter claro que isso não passa de um mecanismo de defesa de um cordeiro inseguro. Se analisarmos de forma fria, isso não passa de uma grande bobagem, pois nos impede de fazer o que realmente queremos por um medo que não é real. Posso te assegurar que, na maioria dos casos, mesmo que sejas rejeitado, os outros te admirarão por teres tido a coragem de enfrentar a situação, pois é bem conhecido que muitos homens nem sequer têm coragem de dar o primeiro passo. Então, em resumo... esquece o resto e foca em ti mesmo, não só para a sedução, mas para alcançar qualquer objetivo que te proponhas. As situações desconfortáveis geralmente nos tornam mais fortes. Aproveita

isso!

2. **O medo da rejeição**: Muitos homens temem simplesmente serem rejeitados por uma mulher. Acham que serão menosprezados, julgados ou qualquer outra paranóia que lhes venha à cabeça. Sinto, caro leitor, que a rejeição é algo que nunca poderás controlar. É apenas mais um fator da equação deste jogo de sedução e sempre será uma possível consequência ou variável, por isso é preciso aceitá-lo e jogar com ele. Não há nenhum truque para superar esse medo, apenas é necessário saber que faz parte do jogo, não deixar que te afete quando essa variável ocorre e, o mais importante, não deixar que te bloqueie. Assumir que a rejeição estará sempre presente é fundamental para evitar que te afete. Se sabes de antemão que há uma probabilidade de seres rejeitado e ainda assim assumes o risco, no final, com a prática,

deixará de te importar. Não sejas orgulhoso. Aceita a rejeição. A tua vida nunca acabará por seres rejeitado!

3. **O auto-sabotador**: Refiro-me à predisposição para o fracasso com a qual se inicia uma interação ou nem se começa. Muitos homens tendem a pensar que não vão ter sucesso nem mesmo antes de tentarem. E, de fato, as coisas correm mal porque já estavam predispostos com essa mentalidade antes de qualquer coisa acontecer. Isso geralmente acontece devido a experiências negativas do passado, mas o que tu queres é ser um lobo, então tens de mudar essa mentalidade e esquecer isso. Já sabes que o pior que pode acontecer é seres rejeitado, o que já sabias. Não te sabotes com pensamentos negativos; pelo contrário, vai com uma mentalidade aberta para o jogo. Esquece os teus próprios preconceitos pessoais e

simplesmente age, fala com ela e
vê o que acontece. O "não" já tens!

4. **Bloqueio pelo medo de não estar
   à altura**: Este medo vem da falta
   de confiança em si mesmo. Não
   quero entrar em muitos detalhes,
   pois já dediquei vários capítulos
   anteriores a este tema e como
   superá-lo. Imagino que já tenhas
   uma ideia.

Sabendo que tudo isso é a coisa mais normal do
planeta Terra, e que até o sedutor mais experiente
do mundo de vez em quando é sobrecarregado por
esses medos, vamos nos concentrar em como você
pode superá-los.

Quero que tire suas próprias conclusões, então
deixarei as chaves e princípios para superá-las
na próxima história. Como o bloqueio sempre
aparecerá mais cedo ou mais tarde, é importante
admiti-lo e, uma vez reconhecido, estar ciente e
não se deixar levar por ele. Vou explicar melhor
isso em uma historinha.

No fim de semana passado, eu estava em um
bar em Valência com alguns amigos, você pode
pensar: "caraca, esse cara vive de bar em bar", a
verdade é que sim, talvez eu tenha um problema
com bebida... (Estou brincando). A verdade é que

sempre acreditei que o melhor ambiente para paquerar é um bar, já que as pessoas geralmente estão mais sociáveis e receptivas para iniciar uma conversa com um estranho. (Também quero me dedicar a isso, então sempre procuro cenários para colocar meus conhecimentos em prática, caso contrário, não teria nada para contar).

A questão é que eu estava com alguns amigos que não são muito bons em paquerar, vamos ser sinceros, e depois de algumas doses... meu corpo já pedia para fazer alguma interação com alguma mulher. Por pura diversão, para dar um pouco de adrenalina ao corpo e porque não gosto de dormir sozinho, para ser honesto com você.

O problema é que na mesa ao lado havia um grupo de quatro mulheres bastante atraentes, mas tenho que confessar que estava me sabotando um pouco, pois me dizia: - Seus amigos não são bons em paquerar, metade deles tem namorada e não vão se interessar por mim. Elas são quatro e eu sou só um. É provável que não dê certo, talvez elas fiquem incomodadas, e é bem provável que meus amigos não me ajudem na interação. Então, talvez seja melhor nem tentar, porque é bem provável que eu não consiga nada.

Estive com essa ideia na cabeça por um bom tempo, até que pensei novamente para mim mesmo: "Que importa tudo isso! Se estiver a fim, vá e fale com elas. No final das contas, você sabe o pior que pode acontecer, que é elas não quererem conversar com você, então volto para os meus amigos, me retiro educadamente e não acontece nada." Além disso, pessoalmente odeio a sensação de ficar pensando no que poderia ter acontecido se... prefiro ser rejeitado do que ficar na dúvida.

No final, deixei-me levar pelo meu último pensamento, então me levantei, me aproximei da mesa delas e disse:

-Olá, qual é o plano para esta noite?

-Ainda não sabemos. O que você sugere?

-Por enquanto podemos tomar algo e assim nos conhecemos. O que acham?

-Claro, parece ótimo. (Elas disseram rindo).

Eu estava usando uma camiseta do Valencia, pois acabara de sair do estádio de futebol. Então me perguntaram como podiam ir elas. Respondi que podiam comprar os ingressos online e que na próxima vez poderiam ir conosco ao campo. Aproveitei também o assunto do futebol para propor algum plano futuro, que mesmo que seja provável que não aconteça, todos gostam de falar sobre algum plano diferente. Nesse caso, era ir juntos ao estádio. (Às vezes é uma boa opção propor planos futuros para perceber se estão interessadas em conhecer você) (O Valencia joga daqui a duas semanas e como tenho o Instagram delas, posso propor o plano quando quiser). (Atualizando, o plano nunca se concretizou, mas como já disse muitas vezes, o importante aqui é aproveitar o momento).

Descobri que eram italianas e estavam fazendo estágio em estética na minha cidade natal. A conversa estava indo muito bem e elas começaram a mostrar interesse em mim, fazendo perguntas pessoais, às quais eu respondia com graça e elas estavam se divertindo bastante com a conversa, então tudo indicava que seria uma noite em que não dormiria sozinho.

Neste ponto, meus amigos estavam em outra mesa, então os convidei para se juntarem à conversa, e todos começamos a compartilhar aquele momento. Tentando dar o melhor de nós mesmos sem esquecer de aproveitar o momento. Estivemos conversando todos juntos por cerca de uma hora, nos divertindo bastante.

No final da noite, as garotas tiveram que ir embora, pois tinham estágio no dia seguinte. Então perguntei àquela que eu gostava pelo Instagram. De forma divertida, disse a ela que assim poderíamos manter contato quando fossem assistir ao futebol e que eu mostraria a elas como fazer uma boa prévia com a torcida, ao que ela aceitou e me deu seu Instagram de bom grado. A noite acabou e eu fui para casa sozinho, pois mesmo sendo bom, nem sempre se ganha. Também te digo que se sempre se ganhasse, esse jogo não teria graça.

Para encerrar a história, devo confessar que enviei uma mensagem para o Instagram dela ontem, dizendo que gostaria de sair com ela sozinha para tomar algo e nos conhecermos melhor, ao que ela me respondeu que tinha namorado, mas que poderíamos sair todos juntos novamente para tomar algo, ao que concordei, dizendo que nos divertimos e por que não repetir outro dia.

No final, o importante é que você nunca pode controlar tudo. Na sedução, você precisa se adaptar ao que está acontecendo, e mesmo que eu adorasse passar a noite com ela ou ter saído com ela outro dia para conquistá-la, ela tem um namorado, ou pelo menos foi o que ela disse. Não sei se é verdade ou se é uma desculpa porque ela não gostou de mim, mas é algo que não posso controlar e devo aceitar como é. Afinal, tive uma boa noite e tenho a oportunidade de sair novamente com ela e suas amigas... e quem sabe? Talvez eu possa conquistar outra, e se não, a vida continua... e felizmente há muitas mulheres para conhecer.

Em conclusão, espero que você tenha chegado à reflexão de que o bloqueio não passa de uma tolice mental que vai evitar que você passe por pelo menos uma situação divertida por um medo que não existe. Sabendo que no melhor dos casos você pode acabar não dormindo sozinho naquela noite, ou no pior, ser ignorado, mas... você vai perder a oportunidade de saber o que poderia acontecer por um simples medo irreal? Talvez a próxima mulher da sua vida esteja na mesa ao lado, e por seu medo ou bloqueio, você terá perdido a oportunidade de conhecê-la e nunca mais a terá.

Não deixe que o bloqueio te paralise. Se isso acontecer, recorra às perguntas comuns para sair da situação, e com a prática, você desenvolverá seus próprios métodos para sair dessa enrascada rapidamente. Vamos praticar!

Um conselho rápido antes de encerrar o capítulo que me ajudava muito a superar o bloqueio era o seguinte: quando ficava amedrontado por dentro e me bloqueava no início, sempre me dizia: se você não for, outro irá e você perderá a oportunidade, dando chance para outro homem, ou ela simplesmente irá embora e você nunca mais a verá. Acredite, não há nada mais frustrante do que ver a garota que você gosta na festa sendo levada por outro homem, e você fica ali olhando como um bobo.

Guia prática para superar o bloqueio na próxima interação

- **Bloqueio social**: Quando tiver medo do que os outros vão pensar, lembre-se de que ao reunir coragem e iniciar a interação, mesmo que no pior dos casos você seja rejeitado, as pessoas ao seu redor o verão como um homem corajoso, porque você teve a audácia de ir enquanto eles não tiveram. Os homens vão te admirar e as mulheres vão ficar excitadas com você!

- **Rejeição**: Algo que você não pode controlar. Aceite que nunca terá 100% de sucesso. (Nem mesmo Brad Pitt tem, bem, talvez ele tenha... mas você não nasceu com essa skin lendária). Aceite a rejeição como uma variável da equação. Quem não arrisca não ganha, então não fique com dúvidas, é pior ficar com a dúvida do que ter uma rejeição. Perceba isso e você me agradecerá no futuro. Você quer ser um sedutor, então tem que aceitar isso como parte do jogo, não inventei as regras, é algo universal e não escrito, então não será você agora que vai mudá-las. Assuma o jogo.

- **Fracasso**: Sempre que sua mente pensar

que vai falhar, lembre-se de que é uma possibilidade, mas se você não for, outro irá e vai roubar a garota que você gosta. Você quer ver alguém te roubar a garota? Ou prefere tentar e pelo menos sair com a consciência tranquila de que pelo menos não ficou olhando como um bobo, fantasiando com o corpo dela e se masturbando em casa? A masturbação sempre estará esperando por você em casa... então tente não ser fiel à sua mão. Traia-a com uma mulher de verdade. Tenho certeza de que ela te perdoará e não levará para o lado pessoal.

- **Fator de automotivação**: Você está lendo este livro porque imagino que está cansado de passar noites sozinho, de não ter um parceiro e de conhecer poucas mulheres. Da próxima vez que se bloquear, pense o seguinte: "Não sou Brad Pitt, então as mulheres não vão vir até mim, se não quero dormir sozinho esta noite novamente, vou ter que me esforçar e ir falar com ela, caso contrário, vou acabar me masturbando de novo".

Tente memorizar isso para que sempre que se sentir bloqueado, possa sair dessa e agir. Mas tenha sempre claro que o bloqueio é uma má jogada mental, na maioria das vezes infundada por um medo que costuma ser imaginário. Então... na próxima vez que acontecer com você, você vai se deixar levar pelo bloqueio? Ou, pelo contrário, vai perceber o quão absurdo é e entrará em ação? Talvez você acabe conhecendo sua Angelina Jolie. Você perderia a oportunidade por um simples bloqueio? No pior dos casos, já sabe quem vai te confortar quando chegar em casa sozinho...

TENER SEMPRE
UM PLANO B

Ter sempre um plano B será uma das melhores coisas que podes fazer se quiseres ter sucesso num encontro. Com isto, refiro-me a ter sempre em mente algum lugar para levar a rapariga depois do encontro, depois de teres conquistado na discoteca ou em qualquer cenário que te ocorra. Mas é super crucial se quiseres concluir a tarefa e levá-la para a cama.

Quero fazer um capítulo breve sobre isso, já que outro dia, estava de férias na minha cidade natal, Valência. Por curiosidade, atualmente resido na Suíça, embora esteja a considerar voltar para Espanha, mas bem, estou a divagar e isso já é outra história. Conto-te isto para fazer um pouco de contexto e ganhar a tua confiança, para que vejas que eu também sou uma pessoa normal, que apenas escreve para tentar ganhar a vida.

Vou contar-te a história. Como disse, estava em Valência, minha cidade, mas não tinha alugado nenhum hotel nem nada. Então, estava a dormir em casa dos meus pais, tenho muitos irmãos e a casa é bastante cheia, além de que os meus pais são muito conservadores e não gostam muito se eu levar alguma mulher para casa.

Decido sair nessa noite com um amigo. Fomos jantar fora, um hambúrguer se não me engano, e depois decidimos ir tomar algo para fazer a prequela à discoteca. Tudo ótimo até aqui, entramos na discoteca, conversamos um pouco entre nós, bebemos mais um pouco, damos uma volta para ver a gente e as mulheres que havia por ali. Vamos aproveitando enquanto isso, dançamos, rimos, enfim, o que se faz numa discoteca.

Esta discoteca de que falo é bastante grande, chama-se MYA e tem muitos ambientes e terraços. Enquanto damos a volta, vejo uma rapariga que me agrada, que estava sentada num terraço com a amiga. Chama-me a atenção, então decido agir. Aproximo-me, cumprimento-a, olho nos olhos, sorrio (assim, com um sorriso sedutor e travesso), apresento-me e pergunto se lhe importa que me sente com elas. Dão-me permissão, sento-me e começamos a conversar, ela era dos Estados Unidos, não me lembro de que cidade, e o típico, a rapariga falava inglês, mas também um pouco de espanhol, então falamos as duas línguas.

Havia bastante química e sentia-se a atração. Entretanto, estava um pouco bêbado e acabei por derrubar o copo em toda a mesa sem dar conta. Fiquei como um tolo, mas rimos e como se nada tivesse acontecido. (Fazer papel de ridículo é natural, por isso, às vezes, reforça a confiança, não te deixes levar por uma situação embaraçosa e resolve-a com naturalidade, desvalorizando-a).

O único problema era que sua amiga não era muito falante nem atraente, então meu amigo não estava muito envolvido na conversa com ela, não estava fluindo, digamos assim. A amiga queria ir para outra área da boate, então pedi seu Instagram, ela me deu e cada um foi para o seu lado.

Até aí tudo bem. Normal. Havia interesse. Estava com meu amigo, sabia que a garota gostava de mim e sabia que a encontraria novamente mais tarde na mesma boate. Então agi com indiferença e com a tranquilidade de que a encontraria novamente.

De fato, a encontrei cerca de uma hora depois. Me aproximei, conversamos de novo, dançamos, pedi um beijo, ela me deu, mas novamente a amiga se entediou e decidiu que queria ir embora. Como estavam juntas, iriam juntas, e se uma queria ir, ambas iriam. Insisti um pouco. Brinquei com a ideia de que eram turistas e que tinham que ficar para aproveitar a noite, disse a elas. Não funcionou e elas foram embora. Nada de novo nem surpreendente, ela disse: "você tem meu

Instagram, estamos em contato".

Ótimo, escrevi para ela um pouco depois, disse as coisas típicas, foi um prazer te conhecer, me diverti muito, mas fiquei com vontade de passar a noite com você, enviei e pronto. Ela respondeu que ela também queria e que também adoraria passar uma boa noite comigo, mas que precisava ir buscar sua amiga.

Como naquela noite preferia fazer sexo a ficar na boate, peguei um táxi e fui buscá-la. No caminho, percebi que não tinha nem um lugar para levá-la, então improvisei e disse para mim mesmo: "é hora de jogar a carta de levá-la ao telhado". Já que era tarde demais para alugar um hotel, não podia ir para casa dos meus pais e nem para a dela, pois estava hospedada com uma família de intercâmbio. Coisas da vida, fui para a casa dela, desci, começamos a andar em direção à minha, e como achei que era melhor ser honesto, contei o plano. Disse que estava com meus pais, que morava na Suíça, que não tinha casa ali e que a ideia era ir para o telhado.

Obviamente, ela não ficou muito animada com a ideia de fazer sexo ao ar livre. Eu disse que não era a primeira vez que fazia isso. (Errei mais uma vez). Ela disse que não iria lá, que pensava que eu tinha uma casa e por isso iria comigo, então decidiu ficar na casa da família anfitriã. Nos beijamos, combinamos de nos encontrar outro dia e eu voltei sozinho para a casa dos meus pais, pensando que pelo menos tiraria um capítulo dessa experiência para o meu livro. Então foi o que fiz pelo menos.

Resumo e reflexão. Não voltei a ver a garota porque voltei para a Suíça, uma pena, porque ela era uma gostosura aos meus olhos. A reflexão é que não importa o quão experiente você seja, ou o quão bom seja na sedução, porque algumas mulheres, se você não tiver um lugar para levá-las, não vão a lugar nenhum com você.

Por isso é muito importante se você planeja ter algo a mais em uma noite aleatória, ou em qualquer encontro, você precisa ter pelo menos algum lugar para levá-la, que não seja um telhado, porque mesmo que eu já tenha feito isso antes, nem todas as mulheres estão dispostas a ir para um lugar assim, e ainda mais se forem bonitas, se valorizam e vêm dos Estados Unidos.

Conclusão, caro leitor, nunca esqueça a importância de ter um bom lugar para levá-las, ou você ficará arrependido como eu fiquei naquela noite. Reconheço que desta vez, tive que me consolar com minha amiga Manuela. Uma grande pena, vendo a oportunidade que perdi com essa gostosura, por não ter um lugar para levá-la.

PARTE III

Sedução Avançada;
O Verdadeiro Sedutor

TODOS PRECISAM
DE AMOR

Pode parecer óbvio, mas esta é uma grande verdade. Todo mundo, e repito, todo mundo precisa de companhia e amor em suas vidas, ninguém quer passar a vida sozinho. É verdade que às vezes é ótimo saber como estar sozinho, aproveitar o tempo e fazer atividades solo, mas no final do dia, sempre queremos ter alguém com quem compartilhar nosso tempo e contar como foi o dia. Porque a verdade é que somos seres sociais e precisamos da interação humana para sermos felizes.

Se relacionarmos isso com a sedução, a chave aqui é saber que todas as mulheres que não estão em um relacionamento, geralmente, estarão em busca de companhia, seja um namorado, um amigo com benefícios, ou alguém com quem passar a noite. Tendo isso em mente, você estará jogando com vantagem. Conheço muitas pessoas que nem sequer consideram isso, ou que simplesmente não têm consciência dessa grande verdade.

Mais ainda, nesta era das redes sociais e da comunicação virtual, muitas pessoas estão se sentindo mais sozinhas do que nunca. No final, todos vemos vidas perfeitas nas redes sociais, que na realidade não são, mas isso faz com que você se preocupe pensando que sua vida não é tão perfeita, que você não tem tantos amigos como outro, nem tantas mulheres como aquele. Isso geralmente leva à comparação, em uma espiral que é muito prejudicial para nossa saúde, fazendo com que o sentimento de solidão surja em nossas mentes. Isso se aplica tanto a mulheres quanto a homens.

A ironia é que estamos mais conectados do que nunca, mas ao mesmo tempo, nunca antes na era da humanidade as pessoas se sentiram tão necessitadas de criar conexões reais, para evitar cair no vazio da vaidade e da solidão.

Portanto, um conselho que te dou é que esqueça um pouco das redes sociais. Use-as como uma ferramenta para manter contato, mas concentre-se mais no mundo real. Conheça mulheres no mundo exterior, isso fará com que você crie conexões mais reais, verdadeiras e duradouras.

Retomando o tema da busca por companhia relacionada à sedução. O importante é ter claro que todos buscam interagir com o próximo, todas as mulheres solteiras estão procurando aquele cara que as tire da monotonia. Se você souber jogar bem, pode tocar na fibra emocional e preencher essa carência de companhia com sua presença. Se conseguir isso, garanto que ela será sua. Você terá conseguido seduzi-la e muito provavelmente conseguirá ter outro encontro.

Isso é algo que compartilho agora contigo de uma forma muito simples, mas me levou anos para entender, e por conseguinte, esta é uma grande chave para fazer uma sedução da forma mais natural possível.

Mas cuidado, aqui é preciso ter cuidado para não brincar com os sentimentos da outra pessoa aproveitando este princípio. Primeiro, por respeito, e segundo, porque te digo por experiência, se você se aproveitar disso demais, o karma te devolverá, e digo isso porque já aconteceu comigo. Tenha cuidado, pois essa verdade é uma arma de dois gumes, que não deve ser usada com maldade, mas sim com naturalidade. Lembre-se de que seduzir é uma coisa e enganar é outra. Como sedutor, seu objetivo deveria ser que tanto ela quanto você tenham um momento agradável, com respeito, honestidade e naturalidade. (Você também pode adicionar um pouco de malícia). Então, use isso a seu favor e te asseguro que criarás conexões com mulheres mais reais e duradouras ao longo do tempo.

Lembro-me uma vez que voltei de uma viagem a Paris, onde tinha ido visitar uma amiga, então cheguei à minha casa em Valência, onde naquela época fazia Airbnb para pagar o aluguel.

Assim que entrei pela porta, vi uma garota se arrumando em frente ao espelho, no quarto que eu alugava. Fiquei fascinado pela sua beleza africana, seu cabelo afro, seu rosto bonito e sua pele negra clara. Assim que a vi, pensei comigo mesmo: "Esta tem que ser minha, vou conseguir, vou seduzi-la."

Como bom anfitrião, decidi me apresentar. Desejei-lhe boas-vindas à cidade e convidei-a, a ela e a sua amiga, para sair à noite. Lembro-me que tinha planeado fazer alguns coquetéis em minha casa com alguns amigos, e elas aceitaram com prazer. Estavam contentes por poder conhecer alguns caras locais e tomar alguns coquetéis feitos por um barman profissional.

Chegou a noite. Muitas risadas. Conhecemos todos, e depois dos Sex on the Beach, decidimos ir todos dançar um pouco no Fox Congo, um pub perto da minha casa. Dançamos, conversamos e nos divertimos muito. A noite chegou ao fim e voltamos com meu colega de apartamento para casa, cada um dormiu na sua cama naquela noite.

Como elas iam ficar uma semana na minha casa, não tínhamos pressa, então no dia seguinte propusemos ir à praia. Era verão, daí termos tanto tempo livre... fomos à praia e passamos o dia por lá. Ao voltar para casa depois de nos arrumarmos, elas estavam com vontade de sair. Meus amigos estavam cansados e não queriam fazer nada, mas eu gostava muito dessa garota e queria seduzi-la. Embora também estivesse cansado, decidi me esforçar um pouco. Fui o guia e as levei para uns lugares muito legais na praia. Pela primeira vez, decidi não beber. (Sim, às vezes posso sair sem beber).

Enquanto estávamos sentados conversando e eu tomava um refrigerante, aproveitei que sua amiga foi ao banheiro, reuni coragem e disse tudo o que pensava sobre ela. Disse que gostava dela e que a achava muito atraente. Ela ria e me perguntava por que gostava dela, já que tinha notado como eu também olhava para sua amiga. Rimos juntos e eu disse: - sim... mas a que gosto mais é você e é por isso que estou dizendo a você agora e não para sua amiga. Ainda não a convenci completamente, então continuamos aproveitando até o local fechar.

Depois de fechar, sugeri irmos tomar um banho de mar. Ninguém tinha roupa de banho, então todos nos banhamos meio nus. Já na água, olhei nos olhos dela, ela me olhou e a beijei sem pensar, e ela retribuiu o beijo apaixonadamente. Saímos da água, mas ela ainda não confiava completamente em mim, dizia que dava para perceber que eu era um Playboy e que não ia passar a noite comigo. (A parte do Playboy é verdade, nunca neguei).

Foi aí que descobri a teoria que compartilhei antes contigo sobre o amor. Disse a ela que gostava dela e não precisávamos fazer nada naquela noite, mas gostaria muito de dormir com ela, pois precisava de um pouco de amor, companhia e não queria passar a noite sozinho. Ela riu, concordou e também me confessou que não queria passar a noite sozinha e adoraria dormir comigo também, mas ressaltando que não faria nada naquela noite. Aceitei o acordo.

Chegamos em casa e ela concordou em dormir comigo no sofá-cama da sala. Naquela noite, todas as salas estavam alugadas e a casa estava cheia de hóspedes. O engraçado de tudo é que no final foi ela quem começou a me tocar e acabamos fazendo isso. (Normalmente isso costuma acontecer). O que é ainda mais engraçado é que na manhã seguinte fomos vistos pelos outros hóspedes, que eram um casal mais velho, no sofá da sala. Onde era evidente que algo tinha acontecido naquela noite. Sem dúvida, sinto falta desse apartamento e de tudo o que aconteceu lá com tantos hóspedes. Se você tem um apartamento e mora sozinho, eu recomendaria fazer Airbnb, você ganhará um dinheiro extra, conhecerá hóspedes e talvez sua futura namorada.

No final, continuamos fazendo planos na semana em que elas ficaram. Meu colega de apartamento também acabou se envolvendo com a amiga, e eu mantive contato com ela. Na verdade, ela voltou para me ver em minha casa desta vez sem pagar, fizemos uma viagem juntos por Barcelona e eu também fui vê-la algumas vezes na Alemanha, mais especificamente em Frankfurt.

Tivemos uma conexão real e, mesmo que nunca tenhamos sido nada sério, ainda mantenho contato com ela de vez em quando, tudo por ter jogado a carta do amor e da companhia. Depois de internalizar esse princípio da sedução em meu subconsciente, confesso que tem sido muito mais fácil seduzir e criar conexões mais verdadeiras e reais com as mulheres por quem me sinto atraído. Sempre com respeito e naturalidade, sou assim, sensível, romântico, gosto de seduzir, agradar e estar em companhia. Não faço disso uma manipulação, mas o faço a partir da naturalidade de minha pessoa. Destaco isso, pois aproveitar-se desse fator e criar falsas expectativas na outra pessoa acabará causando dor, e no final, essa mesma dor que você causou acabará retornando para você como um bumerangue.

Se sentir que isso está acontecendo com você, e que talvez a outra pessoa esteja se apaixonando mais do que deveria por você, é recomendável falar sobre como você é, quais são seus sentimentos e expectativas, para evitar mal-entendidos e dores de cabeça desnecessárias. Dessa forma, você será claro e ninguém poderá acusá-lo de nada, nem chamá-lo de manipulador, filho da mãe ou qualquer outro termo pejorativo. Por minha experiência, na maioria dos casos, aceitam minha natureza de alma livre e nos deixamos fluir sem qualquer tipo de expectativas.

FALA CLARO, ÀS MULHERES ADORAM!

CAPÍTULO XIV

Muito cuidado, pervertido, pois com isso não quero dizer que você vá até a garota e diga que gostaria de transar com ela logo de cara. Talvez isso pudesse funcionar. Estatisticamente falando, você poderia ter uma chance de um por cento de ela dizer sim, no máximo dois, sendo generosos. Mas a probabilidade maior seria de levar um belo tapa, na melhor das hipóteses, e na pior, ser denunciado e passar uma noite na cadeia, na companhia dos agentes da lei. Como imagino que seu plano não seja este último, é melhor não falar tão claro e direto, mas buscar equilíbrio. Vou explicar mais claramente mais adiante.

Brincadeiras à parte, o que quero dizer com isso é que às mulheres gostam que você diga o que pensa e quais são suas intenções quando chegar o momento. Isso é o que faz um homem confiante e seguro de si mesmo, expressar o que sente, como você já deve saber... Isso atrai e muito.

Te conto tudo isso porque sempre observei homens que sabem falar. Eles não têm medo de iniciar uma conversa com uma desconhecida, mas nunca definem bem. Costumam ter medo de expressar o que realmente sentem naquele momento. Enganam a si mesmos, pensando que seria muito agressivo ou obsceno de sua parte expressar o que sentem naquele momento. A verdade é que as mulheres amam que um homem seja sincero, diga o que pensa e revele suas intenções quando chegar o momento. Elas não querem um homem que esconda suas intenções e fique enrolando. Por experiência, te digo que fazendo isso, elas vão se entediar e vão atrás de outro que o faça.

A verdade é que esse motivo de não ser claro é o motivo pelo qual muitos homens acabam caindo na famosa "friendzone". Pois não são claros com suas intenções e as mulheres acabam os vendo apenas como amigos, por esse mesmo motivo. Então, a menos que seu objetivo seja fazer amigas, expresse suas intenções quando chegar o momento.

Para deixar claro, vou te contar a história de um grande amigo, vamos chamá-lo de "João, o atacante ruim".

João é um cara que sabe conversar com as mulheres, fazendo-as rir e percebendo que elas se divertem. Ele não tem nenhum problema em abordar qualquer desconhecida em um bar, na rua ou em qualquer ambiente. Na verdade, ele é bastante bom em criar interações do nada. (Das quais, às vezes, eu tiro vantagem como um bom atacante artilheiro).

Tenho certeza de que se você o visse em ação, apostaria todo o seu dinheiro que ele vai conseguir sair com a garota e ter sucesso. Infelizmente, se você fizesse isso, posso te garantir que perderia todo o seu dinheiro. Com isso, não quero dizer que meu amigo não conquiste de vez em quando, mas na maioria dos casos, nunca acontece. Sempre se pergunta por quê, e por mais que eu diga o motivo, ele não quer entender. Ele costuma arranjar desculpas e achar que o que faz está certo. Por isso, as coisas não vão bem para ele. É muito orgulhoso para perceber seus erros.

João é como um atacante ruim de futebol que você não quer ter no seu time, por mais que mandem cruzamentos, ele nunca define, não faz gol e ainda culpa os outros. Isso acontece porque, por mais bom que ele seja conversando com as mulheres e as fazendo rir, ele nunca expressa realmente o que sente e o que gostaria de obter dessa interação. Meu amigo não é claro, por isso sempre acaba como Tarzan nos cipós da selva. Como um barco sem capitão, ele acaba à deriva. Poucas mulheres visitam sua cama por esse motivo.

João passa por isso por não expressar o que quer. Por ter medo de ser rejeitado e não ser suficientemente seguro. Na verdade, sempre que sugiro que ele seja claro sobre o que quer, que as mulheres adoram que você seja direto. (Pois elas raramente tomarão a iniciativa). Ele sempre me responde como poderia dizer o que realmente pensa, que elas pensarão que ele é muito atirado, ou na pior das hipóteses, um pervertido, mas isso são apenas desculpas que ele tem na cabeça e que o impedem de ser um atacante artilheiro.

Este é o motivo pelo qual meu amigo quase nunca termina indo para casa com a garota, porque nunca expressa o que quer. Por isso, a mulher costuma se entediar com ele, pois ela sabe o que está procurando, ou pelo menos está esperando que alguém sugira algo, para pelo menos ter opções e depois decidir o que quer. Geralmente, elas acabam indo com outro homem, que ao contrário do meu colega, sabe claramente o que quer.

Então, por favor, seja sempre claro. Demonstre o que você pensa e quais são suas intenções. Não estou dizendo para você dizer isso logo no início da conversa, mas sim para fazê-lo quando perceber sinais de que a mulher está interessada em você e está gostando da sua companhia. Então, uma vez reconhecidos esses sinais, arrisque-se e proponha ir dançar, dar-lhe um beijo, convidá-la para sua casa ou todas as anteriores.

Garanto que na maioria dos casos, se você interpretou corretamente os sinais e a mulher gosta de você, ela aceitará quase tudo o que você propor. E... na pior das hipóteses, você já sabe, será rejeitado, se despedirá gentilmente e a vida continuará como se nada tivesse acontecido.

Resumindo tudo o que foi dito neste capítulo, não seja como meu amigo João, pois assim só conseguirá ficar sem sucesso. Pelo contrário, tenha sempre coragem, seja um lobo e diga o que pensa sem medo. Expresse suas ideias, seus sentimentos e intenções. Fazendo isso, você perceberá como as mulheres adoram um cara honesto e sincero com o que pensa. Pois, como mencionei várias vezes, as mulheres geralmente se sentem atraídas por homens seguros, que sabem o que querem e estão buscando. Então, sendo claro, você demonstrará isso indiretamente, e se tiver feito bem seu trabalho de sedução, elas se sentirão atraídas por você. Então, por favor, faça isso por você e... SEJA CLARO!

HOMENS E MULHERES QUEREM SE DIVERTIR

Soa óbvio, não é mesmo? Quem não quer se divertir e aproveitar a vida? Você se surpreenderia com quantas pessoas contrataram uma das minhas mentorias, pedindo ajuda em sedução e desenvolvimento pessoal, e ainda não entendem esse fato evidente da vida. É surpreendente para mim. Por isso, quero dedicar um capítulo a isso, para deixar bem claro e desfazer algumas teias mentais que talvez ainda persistam.

O que estou mencionando tem muito a ver com o capítulo anterior, pois entender que as mulheres também estão em busca de diversão é uma grande chave que o ajudará a falar claro e expressar o que você quer. Sabendo que elas também querem se divertir. Internalizando isso em sua consciência, talvez ajude na próxima vez que desejar falar sem rodeios. Com isso, não garanto que sempre que se expressar terá sucesso. Isso é um jogo de probabilidades, e ter claro quais são as variáveis e fatores que existem nesse algoritmo da sedução o ajudarão a sair vitorioso em um maior número de vezes.

Também quero desmistificar a ideia que você provavelmente tem em mente, de que as mulheres são frágeis, puras, anjinhos que vivem no céu, a quem não se pode dizer nada sexual, vulgar ou picante. Desmontando esse mito, direi que nada está mais longe da realidade: as mulheres adoram sexo tanto quanto você. Por experiência, posso dizer que conheci mais de uma que até gosta mais do que os homens.

Estou te contando tudo isso para que mude sua ideia mental. Elas geralmente têm muitos pretendentes e estão acostumadas a serem seduzidas. Como você sabe, o sexo faz parte desse jogo. Como mulher que foi seduzida várias vezes, posso garantir que qualquer mulher que você queira seduzir no futuro provavelmente terá uma experiência sexual mais ampla do que a sua. Posso imaginar isso, já que você está lendo este livro. Não deixe que isso o intimide, apenas aceite como uma variante ou possibilidade. Você adquirirá essa prática mais adiante.

Então, sabendo de tudo isso, querido Casanova, podemos assumir que as mulheres adoram ser seduzidas pelo homem certo e levadas para a cama. Claro, há exceções, mas estou falando de forma geral, com base no que vi e experimentei ao longo desses últimos anos. Então, falando de forma generalizada e agora tendo claro que as mulheres, assim como os homens, anseiam por sexo, por serem seduzidas, desejadas e chamar a atenção de um homem que consiga cumprir todas essas expectativas. O que te impede, na próxima vez que estiver com uma mulher, de propor a ela ir passar um momento agradável em outro lugar? Provavelmente ela esteja mais ansiosa que você e esteja pensando quando você finalmente vai propor isso.

Por outro lado, também encontrará algumas mulheres que não queiram ir tão rápido, o que é ótimo. Porque, se ela decidir continuar saindo com você, pelo menos já saberá quais são suas intenções, e se aceitar continuar, é porque espera que você a seduza melhor para acabar na cama com você.

No pior dos casos, ela dirá que você não é o tipo dela e pelo menos você deixará de perder tempo com ela. Evitando mal-entendidos, perdas de tempo e friendzones desnecessárias.

Assumindo tudo isso, que também existem ninfomaníacas na vida, e muitas mulheres que não conseguem viver sem sexo tanto quanto um homem. Conheço casos em que um homem ficou dois, três ou cinco anos sem sexo, eles me contatam pedindo ajuda. Eles geralmente não entendem esse conhecimento que estou compartilhando agora. Por outro lado, uma mulher que fica um ano sem sexo é realmente raro, há casos, mas geralmente elas não aguentam mais do que alguns meses e porque elas querem. Afinal, elas têm mais facilidade, pois geralmente, se forem razoavelmente atraentes, sempre haverá algum pretendente esperando para satisfazê-las. E como elas também adoram sexo... Por que resistir? A era da donzela virgem, insegura e sem experiência acabou. Bem-vindo ao século XXI, onde a princesa tem mais experiência sexual que o príncipe.

Então, não se deixe intimidar e aprendamos com isso. Outro dia, quando estava com as alemãs (imagino que se lembre de algum capítulo anterior), tive a ideia de escrever este capítulo. Vou te contar e te situar na situação.

Como você deve saber, elas estavam de férias, então, como é habitual, estavam em busca de diversão. A amiga com quem eu tinha ficado na noite anterior estava conversando com um cara que tinha conhecido na mesma noite em que eu estava com elas.

Estávamos tomando algo quando esse cara mandou uma mensagem para o celular dela. Ele foi bastante direto, mais direto do que eu pessoalmente gosto. Ele escreveu algo assim no WhatsApp ou algo parecido:

"Oi linda, como você está? Fiquei com vontade de

te conhecer mais na outra noite. Se quiser, estou livre depois das 22h. Posso passar para te buscar de carro e vamos passar um bom tempo juntos na praia."

Surpreendentemente, ela aceitou. O engraçado é que o cara não falava inglês, mas para linguagem sexual, não é necessário idiomas. Confesso que esse não é o meu estilo e não me sinto confortável fazendo esse tipo de coisa, sou mais romântico, mas estou te contando para que veja outros exemplos reais que acontecem. Para que compreenda o jogo de cada um.

Bem, estou me enrolando novamente, a questão é que ele veio buscá-la no bar onde estávamos, então eu fiquei com a amiga. Como tínhamos que dormir todos juntos naquela noite e estávamos em uma caravana em um camping um pouco longe da cidade, tive que esperar a amiga voltar e ser minha vez também.

Dei um passeio com a garota, conversamos e ficamos algumas horas esperando. No final, a outra amiga voltou com o cara com quem acabara de transar e com quem se comunicava pelo Google Tradutor. Como você pode observar, a garota sabia o que queria e o outro também. O homem chegou de carro e, como um bom cavalheiro, ofereceu-se para levar a dama para o camping onde estavam. Então fomos todos juntos.

No caminho, eu fazia de intérprete, já que ele não

falava inglês e ela não falava espanhol. Descobri que o homem tinha quatro filhos, uma namorada e acabara de trair a namorada com a alemã, sabendo toda essa história. A questão é que, mesmo sabendo de tudo isso, ela não se importou em ir passar um bom tempo com ele na praia.

Por minha parte, fiquei refletindo, reconhecendo que não era nada do meu estilo na sedução, mas que no final era apenas outro método. Fiquei curioso e por isso quero compartilhar isso agora com você. Para que você esteja ciente de que, no fim das contas, tanto homens quanto mulheres estamos buscando a mesma coisa e às vezes é mais fácil ser sincero e dizer as coisas como são, do que ficar enrolando.

Como você deve ter percebido ao longo da leitura deste livro, cada pessoa é um mundo diferente, e a cada pessoa terá que ser aplicado um tipo de sedução diferente. Você não vai conquistar da mesma forma uma garota de vinte anos que uma de trinta ou quarenta. Nem uma que venha da Ásia que outra que venha da América do Sul ou da Europa. Na sedução, sempre é necessário se adaptar a cada terreno. Mas, como também terá observado, sempre existem padrões comuns que se repetem, independentemente de se falar suaíli ou quéchua. Este padrão do qual falo neste capítulo é um deles, então interiorize-o, faça dele seu e aproveite a oportunidade da próxima vez que ela se apresentar. Esqueça suas hesitações mentais e entenda que todos buscamos nos divertir, então não tenha medo de propor planos mais sugestivos, de convidá-la para sua casa ou sua cama. Você já sabe muito bem qual é o pior que pode acontecer, e é ficar na dúvida.

¿O QUE FAÇO SE A GAROTA QUE EU GOSTO ESTIVER COM AS AMIGAS?

CAPÍTULO XVI

Há uma grande probabilidade de que a garota que chamou sua atenção não esteja sozinha e esteja com suas amigas. O que posso entender que, em alguns casos, pode ser intimidante e você pode encarar como um desafio. Mas bem, isso faz parte da vida e é preciso saber como agir em uma situação assim, caso contrário, você pode perder uma das melhores experiências da sua vida.

Aqui vejo dois cenários possíveis:

A) Você decidiu sair por conta própria.
B) Você tem um apoio moral porque está com um amigo.

Independente do cenário possível, sempre há

uma maneira correta de agir. Como podem ocorrer os dois cenários, vamos começar com o primeiro para ver o que você pode fazer se estiver nesta situação.

Cenário A) O Lobo Solitário

Vamos supor que você saiu sozinho. Ótimo, isso mostra que você tem coragem e não se importa de sair sozinho ou acompanhado. Agora você viu aquela garota que você gosta, mas ela está com as amigas e você não sabe como se aproximar, está com vergonha, ao mesmo tempo em que se sente intimidado e começa a se martirizar. Começa o bloqueio mental. Suas mãos começam a suar e você fica nervoso. Não tem problema. Você saiu para se divertir, então vamos lá. Quebre o bloqueio. Anime-se e vá falar com ela.

Neste cenário, a melhor coisa que você pode fazer é abordar primeiro a garota que você gosta e dizer a ela por que ela chamou sua atenção. Geralmente, ela responderá que está com as amigas e quer passar um tempo com elas. Não se retire ainda, camarada. Agora você terá que conversar com as amigas e causar uma boa impressão nelas. Depois de ter falado com a garota que você gosta, agora é hora de prestar mais atenção nas amigas. Seu trabalho será ganhar a confiança e o respeito delas, mas sem esquecer da garota que você gosta.

Depois de ter ganhado a confiança de todas e perceber que elas estão à vontade com você, é hora de voltar a focar na garota que você gosta. Tente conversar mais com ela em particular. Sugerir que vocês vão dançar é sempre uma boa ideia, já que neste momento você será o centro das atenções, então poderá passar para o próximo passo e tentar beijá-la, ou buscar mais contato físico, como tocar sua mão ou quadril, e ver como ela reage. Se você perceber que ela está confortável, ela será sua, se não, então você terá que avaliar a situação, se ela está se fazendo de difícil ou se simplesmente não está interessada em você.

Neste tipo de cenário, em que você está sozinho, terá que colocar mais em prática suas habilidades sociais, já que terá que chamar a atenção de todas e estará sozinho, mas uma vez que você pegar o jeito, perceberá que não era tão difícil quanto parecia. Não esqueça o que aprendeu nos capítulos sobre comunicação não verbal e a arte da conversa. Isso ajudará você a manter os padrões necessários para, pelo menos, tentar chamar a atenção do grupo e, especificamente, da garota que você gosta. Como tudo na vida, quem não arrisca, não ganha.

Cenário B) O lobo vai com um amigo ou vários

Na verdade, a atuação é muito parecida com quando você vai sozinho, no entanto, se você tem a ajuda de um amigo, as coisas sempre se facilitam. Contanto que ele seja bom nisso de flertar, ou pelo menos esteja lendo e tentando se formar na arte da sedução como você está fazendo, caso contrário, ele será mais um fardo. Se o seu amigo não for bom e estiver atrapalhando, sempre acredito que é melhor jogar sozinho, mas se você não acredita, tente. Talvez aconteça dele ser tão ruim que te deixe visível para os outros como um deus grego da sedução, o que poderia jogar a seu favor.

Supondo que vocês dois estejam no mesmo nível, nesse caso, caberá a vocês entrar e se apresentar ao grupo que chamou a atenção de vocês. Aqui não é necessário ser tão direto. O melhor é que um de vocês vá primeiro e quebre o gelo, de uma maneira amigável, sem demonstrar interesse por nenhuma em particular, e depois convide o amigo para o grupo. Tente entrar como se fosse um grupo de amigos, como se estivesse buscando conhecer pessoas, que no final é o que vocês estão procurando. Tragam assuntos para conversa, não esqueça que vocês terão que envolver todas na conversa. (Sim, até aquela que você não gosta nada, também terá que ser incluída). O objetivo, como sempre, é ganhar a confiança do grupo. Que eles vejam vocês como descontraídos, simpáticos e com vontade de se divertir juntos. Desta forma, você conseguirá que o clima fique mais descontraído, já que não haverá nenhum sinal de intenções diretas, então a comunicação e a interação serão mais naturais e vantajosas para vocês, se souberem jogar suas cartas.

Uma vez conquistado isso, vocês devem tentar iniciar conversas individuais, cada um focando na garota que mais chamou a atenção de vocês. Não briguem e escolham cada um uma diferente. Vocês também precisam ter comunicação entre vocês, caso contrário, acabarão os dois disputando a mesma garota e nenhum de vocês a conquistará.

Se perceberem que as duas estão receptivas a vocês, façam o básico. Sugiram que elas dancem. Se necessário, também dance com aquela que você não gosta para continuar ganhando confiança no grupo. Uma vez que tenha ganhado a atenção da garota que você gosta, note que ela está receptiva, se interessa por você e demonstra sinais claros de comunicação não verbal positiva. É hora de ser claro e agir. Com sorte, vocês dois conseguirão, ou apenas um. No pior dos casos, nenhum, mas pelo menos vocês terão se divertido e aprendido um pouco mais sobre relacionamentos e habilidades sociais.

Marrocos. Marrakech. Ano 2018 ou 2019. Não

me lembro bem. Eu teria uns vinte e dois ou três anos. Agora estou quase com vinte e oito. A situação é que eu estava viajando pelo Marrocos com um amigo meu. A ideia era percorrer o país em um mês, o que mais ou menos conseguimos fazer.

Naquela época, eu não era o sedutor que sou agora, mas também não era o fracassado que era em Londres. Estava começando a ter algum sucesso na sedução e não me saía tão mal. Mas ainda tinha muito a aprender. Digamos que estava em um nível intermediário.

Durante essa viagem, eu estava obcecado em conhecer uma mulher local, ou seja, duas para viajar com elas e com meu amigo. No final, pela minha experiência, digo que quando alguém se obsesiona com algo, tarde ou cedo consegue. Com essa bela obsessão, eu estava comendo com meu amigo um delicioso tajine de frango, no terraço de um restaurante. Na mesa ao lado estavam duas lindas marroquinas, de pele morena, cabelos escuros, olhos grandes e um belo sorriso. Para aumentar a emoção, eram irmãs, o que percebemos mais tarde. Eu gostei da mais jovem e meu amigo da mais velha. Então já sabíamos quem queríamos.

Propus ao meu amigo o plano que tinha em mente, ele confirmou que também se sentia atraído por elas, mas que eu tinha que fazer a primeira interação, já que ele não tinha coragem para isso. Giovanni Amato se levanta. Visualiza seu objetivo e se aproxima da mesa onde estavam aquelas duas lindas mulheres, sempre com um bom sorriso. Não fiz nenhuma entrada extravagante, me apresentei, apontei para o meu amigo e disse que estávamos interessados em sentar com elas, que estávamos procurando conhecer gente local e que elas nos pareciam interessantes. Elas aceitaram e nos convidaram para a mesa delas. (Como você verá, não fui com a intenção de flertar com elas, pelo menos isso parecia).

Meu amigo veio com um grande sorriso. (Ele não acreditava no que acabava de conseguir). Eu também estava contente, também não acreditava que tinha sido tão fácil. Começamos a nos apresentar. Conversamos, pedimos recomendações de viagem, ao mesmo tempo em que nos interessávamos por elas, o que faziam na vida, a que se dedicavam e o que gostavam de fazer no tempo livre. Depois de conversar um pouco e depois de ter ganho um pouco da confiança delas, propusemos que nos mostrassem a cidade. Elas aceitaram de bom grado, então começamos a fazer turismo pela cidade com elas. Terminamos tomando alguns chás de menta marroquinos muito típicos em outro terraço da cidade. (Embora você não acredite, nesta viagem eu não bebi álcool, bem, talvez alguma cerveja, mas com certeza caíram mais chás do que outra coisa) Cego de teína, a noite chegou e cada um foi para o seu hotel, mas não sem antes trocar contatos. Esqueci de te contar que durante o dia, havíamos falado sobre fazer algum plano juntos na manhã seguinte. (Como já contei anteriormente, às vezes é muito importante fazer pequenos planos a curto prazo, para ver se há interesse, propor algo diferente e ganhar confiança).

Na manhã seguinte, tínhamos combinado fazer uma excursão juntos para algumas cachoeiras próximas, cujo nome não me recordo agora. Passamos um lindo dia com elas na natureza, enquanto nos conhecíamos melhor. Fomos enganados com os táxis, a comida e tudo mais, mas no final, elas estavam encantadas por nos conhecer e nós também por tê-las conhecido. Apesar dos típicos golpes que costumam aplicar neste país. Mas isso não é um grande problema. O importante aqui é que todos tivemos um bom dia e alcançamos o objetivo de ganhar a confiança das duas irmãs.

Quando a noite chegou e já estávamos de volta à cidade, meu amigo foi com a irmã para uma discoteca da cidade. Enquanto isso, fiquei com a outra dando um passeio e conhecendo a cidade à noite. Enquanto caminhávamos, confessei a ela que gostava dela e que queria ter algo mais com ela, ela disse que também sentia o mesmo, mas que neste país não poderíamos ir a nenhum lugar juntos se não estivéssemos casados, pois era punido até com prisão. Coisas dos países muçulmanos. Como não acreditava, a levei para o lugar onde estávamos hospedados, e realmente, não me permitiram passar a noite com ela, mas pelo menos não me levaram para a prisão por tentar.

Como a garota também estava com vontade, acabamos fazendo algumas travessuras pela rua, nos becos da Medina, à luz da lua. Ainda bem que ninguém viu nada, pois penso que poderia ter me metido em um grande problema.

Voltei para o hotel com meu amigo, com um grande sorriso, satisfeito com o que acabara de acontecer. Claro que contei a história para ele, enquanto ele morria de inveja porque ainda não tinha feito nada com a outra irmã, nem mesmo tinha coragem de contar para a garota que estava atraído por ela. O que ele faria mais tarde, seguindo meus conselhos.

Felizmente, a irmã mais nova tinha gostado bastante, então depois de retomar a viagem com meu amigo e visitar várias cidades, combinamos encontrar as duas irmãs novamente. Desta vez fomos visitá-las em sua cidade natal, Ouarzazate, com a intenção de buscá-las lá e fazer uma viagem juntos ao deserto.

Com bastante discrição, pegamos o ônibus. Elas sentaram-se na frente e nós atrás, pois não queriam que o pai soubesse que estavam indo com dois turistas para o deserto passar uma noite. Como você sabe, e se não sabe, vou te contar agora, nesse tipo de países muçulmanos, não é bem visto duas mulheres viajarem com caras que conheceram há algumas semanas. A boa parte disso é que esse fato tornava a história muito mais emocionante, mesmo que recebêssemos alguns olhares de desaprovação da população local.

No deserto, nos divertimos muito, caminhamos pelas dunas, montamos em camelos e bebemos mais chá. Ao cair da noite, fomos dormir nas tendas, depois de um concerto de tambores no acampamento, junto com um jantar típico da região perto do fogo. Como no deserto não havia muitas regras, pudemos passar a noite com as duas irmãs, meu amigo em uma tenda e eu na próxima. Dava para ouvir tudo porque estávamos bem próximos, então foi bastante engraçado, as irmãs conversavam em árabe entre si, como se surpreendessem com o que cada uma estava fazendo, especialmente a mais velha da pequena. Houve muitas risadas.

Na viagem de volta, devo confessar que chorei, pois tinha me apegado muito a essa garota tão carinhosa e atraente, então foi um pouco triste, ela também chorou e depois de passar as últimas horas juntos no táxi de volta, tivemos que nos despedir, mas não sem antes receber um presentinho, voltando para nosso destino. (Como já te contei algumas vezes, sou um romântico, o que mais posso dizer...).

Mantive contato com ela por cerca de um ano pelo chat, sempre falávamos em nos ver de novo, mas infelizmente nunca aconteceu. Até hoje, às vezes me lembro dela e sorrio por todas as experiências que tivemos nessa viagem. Coisas da vida, a questão aqui é que, se eu não tivesse tido a coragem de levantar e falar com elas no restaurante onde estávamos, nada disso teria acontecido, nem teria tido uma viagem tão bonita com meu amigo e as duas lindas irmãs.

Como você pode ver, a sedução, se feita corretamente, sempre proporcionará lembranças, histórias para contar e experiências de vida muito positivas. Conhecer pessoas interessantes, manter amizades, além de ter um ótimo tempo.

DESPIERTE O DESEJO SEXUAL

Até agora, você aprendeu a visualizar os gestos sutis que indicam que uma mulher está interessada em você, bem como a iniciar uma conversa, superar o bloqueio mental e alguns truques adicionais. Espero que tudo isso esteja claro para você, então agora vou abordar um assunto muito importante: como gerar tensão sexual e despertar o desejo sexual.

Vamos supor que sua noite tenha sido ótima nesse encontro, vocês conversaram, há interesse de ambas as partes e tudo está fluindo bem, mas é claro que você está se perguntando: "e agora, como a levo para a cama?" Perfeito. Para isso, é essencial despertar o desejo sexual dela e criar a famosa tensão sexual que todos já ouvimos falar. Mas... como fazer isso, você deve estar se perguntando? Vou tentar resolver isso para você a seguir.

Vamos dar outro exemplo: você está sentado em um bar, conhecendo aquela mulher com quem você lutou tanto para conseguir esse encontro desejado. Vocês estão conversando fluentemente, ela olha nos seus olhos e você nos dela, faíscas começam a aparecer, ela sorri para você e você sorri de volta. Um grande desejo de beijá-la começa a passar pela sua cabeça, provavelmente pelo dela também, mas você não se anima a fazer isso com medo de parecer ridículo, e acaba bloqueado. Felizmente, você aprendeu a superar o bloqueio mental, assim como que as mulheres adoram honestidade e clareza. Você se anima e toca na mão dela, nota que ela gosta e acaricia seus dedos, você fica nervoso, mas isso é um bom sinal, então não há motivo para se alarmar. Você se aproxima mais dela e percebe que ela está confortável com sua presença, não se incomoda, pelo contrário, fica nervosa também. Você começa a olhar para os lábios dela, e ela percebe e começa a mordê-los e a passar os dedos pelos lábios, mostrando que gosta que você olhe para seus lábios e provavelmente está esperando algo mais de sua parte.

Nessa situação é quando você deve agir, você vai beijá-la. Você pode simplesmente se lançar, ou se isso te intimida, pode pedir de forma criativa. Eu costumo usar esta frase: "Desculpe, mas não consigo continuar esta conversa, seus lábios estão me distraindo e não consigo mais falar com você a menos que eu te beije". Isso geralmente funciona para mim, mas o ideal seria que você não me copiasse e encontrasse sua própria forma de dizer. No entanto, como você deve ter percebido, sempre recomendo que você use suas próprias frases, que virão com a prática.

Suponhamos que funcionou e você recebeu aquele beijo, neste caso, você está de parabéns, já despertou o desejo sexual dela. Portanto, você vai relaxar um pouco, continuar conversando com ela, olhando fixamente nos olhos e nos lábios dela, o que aumentará ainda mais o interesse e elevará a tensão sexual. Você continuará beijando-a de vez em quando, sempre sendo você quem interrompe o beijo, para manter a tensão sexual incandescente.

Você está indo muito bem, ela está adorando seus beijos e quer mais, mas você os está racionando, porque seu objetivo é manter essa tensão sexual no máximo. (Faço um parêntese para explicar isso, quando é você quem interrompe o beijo, geralmente faz com que a outra pessoa queira mais, mas dessa forma você terá o controle da tensão sexual, podendo gerenciar a situação de maneira melhor e terá o controle da tensão sexual. Além disso, racionando os beijos, fará com que ela queira mais. Você não pode ficar beijando-a o tempo todo, porque senão ela se cansará e será ela quem interromperá o beijo, então você estará sob sua influência sexual, então é melhor você dominar o jogo).

Continuamos, você está mantendo a tensão sexual no máximo, continua conversando apaixonadamente, de vez em quando dá um beijo nela e um gole na sua bebida. Você pode manter essa situação pelo tempo que quiser, mas aqui vai uma sugestão: quando sentir que a tensão sexual atinge o limite, será hora de sugerir ir a algum lugar mais privado, então você terá que sugerir ir para sua casa, a dela, ou um hotel, como preferir.

Se você jogou bem, normalmente ela aceitará sem nenhum problema e acabará na cama com você. Também pode acontecer dela não querer ir tão rápido, o que ocorre muitas vezes, nesse caso, tudo bem, continue como até agora e tente passar um bom tempo com ela, provavelmente na segunda ou terceira vez ela cairá. Ela também saberá quais são suas intenções, então, se decidir continuar saindo com você, já saberá o que acontecerá no final. Isso também é positivo, não se esqueça disso.

Portanto, nessas ocasiões, acho que o mais importante é quebrar o gelo dando um beijo, digamos que o beijo é sempre o primeiro passo para despertar essa tensão ou conexão sexual, uma vez dado, se você fizer bem o seu trabalho na sedução, geralmente acabará na cama com ela, pois isso indica que ela está atraída sexualmente por você, caso contrário, nunca teria aceitado um beijo seu. (Como sempre... sempre há exceções, mas tente ficar com essa ideia).

Para ficar mais claro, vou deixar um guia passo a passo para despertar o desejo sexual dela e aumentar gradualmente a tensão sexual. Acredito que será uma maneira mais intuitiva de reforçar o que foi aprendido. Além disso, você poderá revisá-lo quando quiser.

GUIA PARA DESPERTAR O DESEJO
SEXUAL E CRIAR UMA CONEXÃO

Preliminares:

Antes de começar, é crucial garantir que haja uma conexão emocional e consentimento mútuo. A chave é a comunicação aberta e a leitura dos sinais, como você já aprendeu nos capítulos anteriores.

Passo 1: Olhares Apaixonados (Cenário Público):

Inicie com olhares nos olhos e sorrisos. Quando se encontrar com os olhos dela, mantenha o olhar por um segundo a mais do que o habitual para criar uma conexão especial. Olhe nos olhos dela e depois para os lábios. Repita esse processo. Dessa forma, você gerará uma maior tensão.

Passo 2: Busque o Contato Sutil (Garantindo o conforto):

Durante a conversa, toque sutilmente no braço ou na mão dela enquanto compartilha algo divertido. Esse contato físico leve estabelecerá uma conexão mais íntima. Também garantirá que ela esteja confortável com você. Se ela não retirar a mão, é um bom sinal, então você pode prosseguir para o próximo passo.

Passo 3: Jogo de Sedução (Criando um Ambiente Brincalhão):

Introduza comentários levemente atrevidos na conversa para criar um ambiente de brincadeira e cumplicidade. Use humor e inteligência emocional para ler as reações dela. Você pode elogiar os lábios dela, a cor do cabelo, os bonitos olhos dela, ou o que você considera atraente nela. Dessa forma, você demonstra suas intenções de forma sutil e vai criando mais tensão, que é seu objetivo.

Passo 4: Hora do beijo (Transição para o Desejo):

Quando sentir que a tensão aumentou, se aproxime para dar um beijo apaixonado. Comece suavemente e avalie a resposta dela. Os beijos são fundamentais para intensificar a conexão. Lembre-se do que foi discutido em páginas anteriores. Se não se sentir confortável em se lançar, sempre pode pedir de forma engenhosa.

Passo 5: Transição para um Ambiente Íntimo (Cenário Privado):

Convide-a para um local mais privado. Isso pode ser sua casa ou um lugar tranquilo onde possam ficar a sós. A transição cria um ambiente mais propício para a intimidade. Lembre-se de que ela pode não querer ir tão rápido, nesse caso, você permanecerá neste passo e continuará com os próximos em outro encontro. Às vezes, nem tudo sai como esperado, por mais bem que tenha ido o encontro.

Passo 6: Explore de forma mais íntima o corpo

dela (Despertando o Desejo Físico):

À medida que a interação se torna mais íntima, explore suavemente o corpo dela com toques e carícias. A exploração tátil gradual aumentará o desejo físico. Você pode tocar nas pernas, braços, bunda, seios, mas não na vagina ainda. Isso estimulará o desejo dela.

Passo 7: Comunicação constante (Atenção aos sinais):

A comunicação é essencial em cada passo. Certifique-se de que ambos estejam confortáveis e dispostos a avançar. Pergunte e escute, garantindo o respeito aos limites. Seja consciente de que não deve provocar situações desconfortáveis e respeite a outra pessoa. Cada pessoa é única e o que funcionou com uma, pode não funcionar com outra. Por exemplo: uma pessoa pode gostar que toquem nos seios, mas outra pode se sentir desconfortável em um lugar público. Simplesmente comunique-se e esteja atento aos sinais. Seu objetivo não é acabar na cadeia.

Passo 8: Intensificação dos beijos (Rumo à cama):

Você já está em uma casa ou hotel. Intensifique os beijos e carícias à medida que o momento se aproxima. Crie uma atmosfera de desejo compartilhado que prepare o terreno para o próximo passo. Aqui, a ideia é despertar ainda mais o desejo sexual para buscar o prazer físico. Aqui já pode tocar na vagina.

Passo 9: Momento Íntimo (Entrada na cama):

Quando ambos estiverem prontos, faça a transição naturalmente para a cama. Este passo deve ser fluido e consensual. Conforto e confiança são fundamentais. Se as coisas estiverem um pouco frias, vocês podem tomar algo para relaxar o ambiente. A importância aqui é não forçar e que ambos sintam o desejo de ir para a cama, normalmente será perceptível e acontecerá naturalmente.

Passo 10: Hora do prazer (Seu momento):

Aqui não posso te dar mais instruções, será você quem terá que fazer o trabalho. Como conselho, vocês poderiam ter conversado antes dessa interação sobre o que gostam na cama, para evitar surpresas, embora não seja necessário do meu ponto de vista, mas pode ajudar. Tente fazê-la ter um orgasmo, pois assim terá certamente outro encontro se desejar. Não fique nervoso e tente aproveitar, campeão.

Vou contar uma historinha pessoal para que tudo fique bem claro e não reste nenhuma dúvida. Faz cerca de um mês ou algo assim, eu tive um encontro com uma garota que conheci em um aplicativo de namoro, especificamente o Bumble. Era uma garota venezuelana, moreninha e um pouco bonita. A questão é que, conversando com ela pelo WhatsApp, ela me fez a típica pergunta sobre o que eu estava procurando no aplicativo. Destacou que não estava buscando sexo e que só queria conhecer pessoas. Eu achei a proposta boa e aceitei o acordo. Às vezes, eles fazem isso apenas para descartar pervertidos que só querem sexo sem uma interação prévia.

Acontece que marcamos de nos encontrar em um pequeno shopping, que ficava no meio do caminho entre nossas respectivas casas. Nos encontramos, nos apresentamos e decidimos ir tomar algo em um bar próximo. Eu estava bem relaxado, afinal de contas, estava indo para conhecê-la e ver como as coisas iam, também não estava buscando nada específico. Não tinha muito o que fazer naquela tarde, então era o melhor plano que tínhamos.

Coisas que não consigo evitar, pois faço automaticamente, estava olhando fixamente nos olhos dela, olhando para os lábios dela de vez em quando, pois eles eram bem carnudos e chamavam minha atenção. A verdade é que estava conversando normalmente e não tinha nenhuma intenção de seduzi-la (bem, talvez sim, às vezes gosto de agradar e seduzir apenas por seduzir).

O problema é que, sem eu dizer nada, ela começou a me deixar um pouco sem graça, dizendo que meu olhar era muito intenso, e embora eu parecesse um bom rapaz, dava para perceber que eu era um "garanhão" e um sedutor. E com certeza saía com muitas mulheres. Fiquei com uma frase que ela disse, que talvez seja verdade. Cito textualmente: "Sabe, pela minha experiência, aprendi que os que mais falam sobre transar, têm atitudes arrogantes e ficam se gabando são os que menos transam e costumam ser uns perdedores, enquanto você, parece relaxado, parece ser uma boa pessoa, parece seguro e tem um olhar muito intenso, então imagino que você seja um sedutor, porque os que se fazem de bons são os piores." (Ela não estava errada.) Eu ri e respondi que não era nada disso, que era tímido e um geek.

Como você pode ver, a garota tinha me entendido perfeitamente, mas às vezes, e muitas vezes, isso acaba atraindo ainda mais, porque te veem como um cara confiante, que sabe o que quer e que atrai mulheres, então ela acaba querendo descobrir o que você tem, o que te faz tão especial e desejado por outras mulheres. Mais ou menos foi o que aconteceu neste caso e em muitos outros, porque no final sempre tento ser sincero e agir com naturalidade.

Retomando a história, depois que ela soltou tudo isso, o bar estava prestes a fechar e nós nos mudamos para outro, especificamente para o "100 Montaditos", era quarta-feira de oferta, então aproveitamos para jantar barato.

Eu estava sentado na frente dela, e eu continuava olhando para ela, como costumo fazer com qualquer mulher, mas ela continuava se sentindo incomodada, me dizendo para parar de olhar assim, porque ficava nervosa com meu olhar. Nisso tudo, eu achava engraçado, então olhava para ela de forma mais intensa, olhava nos olhos dela, fazia piscadelas e tocava na mão dela de vez em quando para despertar a tensão sexual e confirmar se eu estava certo ou não.

Obviamente, tudo isso teve seus resultados, então pedi a ela gentilmente que se aproximasse mais de mim, o que ela fez, aproveitei enquanto continuávamos conversando e nos olhando nos olhos, para colocar minha mão sobre a perna dela, e de fato ela ficou ainda mais nervosa. Ela estava desejando que eu a beijasse, mas eu não iria dar esse prêmio ainda. Então me concentrei em criar ainda mais tensão sexual, continuava com os olhares, carícias e sorrisos brincalhões. Enquanto isso, continuamos com uma conversa um pouco mais quente, falando sobre experiências sexuais anteriores e o que gostávamos de fazer na cama.

No final, decidi beijá-la, o que ela recebeu com vontade, fiz um pouco do jogo que mencionei anteriormente, a beijava, parava de beijar, continuava acariciando para despertar ainda mais o desejo dela. A questão é que ela acabou perguntando como era meu pau, ao que respondi que ela mesma poderia tocar, então coloquei minha mão lá, enquanto continuava a beijá-la e isso foi crescendo. Não quero ficar mais explícito porque isso não é um livro erótico, mas acredito que você tenha uma ideia.

No final, sugeri irmos para um lugar mais íntimo, neste caso teria que ser a casa dela, já que atualmente estou de volta na casa dos meus pais. (Um pouco complicado, mas tudo bem, é temporário e continuo transando do mesmo jeito).

Surpreendentemente, ela rejeitou meu convite, dizendo que não estava com vontade de ir tão rápido, pois segundo ela, não se deitava com qualquer um. Eu insisti um pouco mais, mas ela me rejeitou novamente, então a deixei em paz e, depois de um tempo, nos despedimos com um beijo e cada um foi para sua casa. Nós saímos novamente, onde houve a mesma tensão sexual de antes, mais beijos e ainda mais carícias, mas ela ainda não queria que eu fosse para a casa dela. Espero que na terceira vez seja o momento certo.

Como você pode ver nesta história, ficou claro que uma grande tensão sexual surgiu entre nós dois, na verdade, isso me surpreendeu, já que estive com mulheres com menos tensão sexual e acabei indo para a cama com elas. Por isso, insisto que cada pessoa é única, e às vezes, como neste caso, por mais tensão que haja, não significa que acabaremos na cama juntos. Mas, no final, nos divertimos muito e rimos, e espero que haja uma terceira vez em que realmente acabemos na cama juntos.

No entanto, como disse muitas vezes, a sedução não é um algoritmo robótico e matemático, há muitas variáveis e fatores que podem fazer com que o que parecia ser uma clara vitória não seja, e vice-versa, então sempre temos que estar atentos e abertos a uma possível mudança de rumo inesperada.

Espero que este capítulo tenha sido útil para você e que tenha aprendido com a teoria e com a história pessoal. Por minha parte, me despeço, paro de escrever por hoje, e vou tomar uma cerveja com um amigo, e depois provavelmente vou sair com uma amiga esta noite.

NÃO SE DEIXE LEVAR PELO GRUPO!

CAPÍTULO XVIII

Este é um capítulo onde quero focar na opção hipotética (que acontece bastante...) em que você se encontra em um ambiente grupal no qual o grupo não está na mesma sintonia que você e não quer seguir o seu jogo. Vamos supor que você esteja com um grupo de amigos, você está a fim de paquerar, mas eles não estão, talvez porque têm namorada ou simplesmente não estão interessados. Mas você está ansioso para conhecer alguém novo e não quer se deixar levar pela dinâmica do grupo, porque já aprendeu que seguir o grupo é o que fazem as ovelhas. Espero que você já tenha decidido não ser uma delas.

Entendo que essa situação às vezes pode ser um pouco chata, já que você está interessado e o resto do grupo não está, o que pode fazer com que você perca o ânimo e desista de seduzir sob a pressão do grupo. O que, na minha opinião, seria um erro. Conto isso porque é um cenário que já vivi pessoalmente e acredito que possa acontecer com qualquer um, às vezes é um pouco frustrante se encontrar nessa situação.

Então, como resolver isso? Muito simples. Ou você segue sozinho e joga o seu jogo, o que não é nada ruim e é uma opção. A qual, acho que não tenho muito mais a explicar, já que já dei exemplos de como agir sozinho anteriormente. Ou, pelo contrário, aproveita que está em grupo e tenta integrar outras pessoas, aproveitando o conforto do grupo a seu favor. Fazendo isso, você será visto como uma pessoa simpática e extrovertida. Que busca conhecer pessoas e se divertir, o que fará com que as pessoas prestem atenção em você de certa forma. Além disso, indiretamente, você também irá causar mais confiança nas outras pessoas, já que estar em um ambiente social e ter seu próprio grupo sempre faz com que as tensões diminuam e, portanto, gere uma espécie de falsa confiança no outro grupo ou na pessoa que está tentando integrar.

Isso se deve à simples natureza humana, pois não devemos esquecer que somos seres sociais e, geralmente, adoramos estar na companhia de pessoas agradáveis e simpáticas. Portanto, aproveitar isso para a sedução, sem dúvida, é uma boa estratégia e uma boa ideia a ser considerada quando você se encontrar em uma situação semelhante. Dessa forma, você estará preparado para aproveitar o grupo em que está a seu favor e chamar a atenção daquela pessoa que tanto lhe chamou a atenção à primeira vista.

Vou te dar um exemplo para que fique mais claro o que estou tentando explicar. Há alguns anos, quando estava viajando sozinho pela Tailândia, combinei de sair naquela noite com um grupo de casais muito simpáticos da Alemanha, que tinha conhecido no albergue naquele mesmo dia. Eu era o único solteiro e, portanto, o único interessado em paquerar e conhecer novas pessoas. Como você pode imaginar, eles nem consideravam essa ideia, já que estavam bem tranquilos com seus respectivos parceiros.

O negócio é que estávamos tomando algo em um bar tailandês, enquanto jogávamos o famoso jogo de cartas UNO. Estávamos nos divertindo bastante, conversando sobre nossas viagens, aventuras e sobre a vida. Como você pode imaginar, chegou um momento em que eu estava mais interessado em conhecer novas pessoas e socializar com gente nova (ou melhor, estava interessado em seduzir). Então, aproveitei a situação social em que estávamos para levar as coisas para o meu lado e conseguir o que eu queria, neste caso, uma bela mulher tailandesa (isso é o que os sedutores costumam fazer, aproveitar o ambiente e as oportunidades que a vida oferece para levá-las para o seu território).

Por coincidência, bem ao lado da nossa mesa, havia um grupo de cerca de três tailandesas, que estavam conversando entre si enquanto tomavam alguns coquetéis. Percebi imediatamente que elas nos olhavam de vez em quando, afinal, estávamos rindo, falando alto e chamando um pouco a atenção no bar. Então, aproveitei o ambiente e o jogo que estávamos jogando para convidar o outro grupo para se juntar a nós e jogar UNO. Obviamente, as pessoas com quem eu estava acharam ótimo que eu estivesse integrando novos membros, e elas também acharam ótimo fazer parte do grupo. Afinal, quase todo mundo gosta de socializar, especialmente se você entrar de forma amigável e simpática. Sinceramente, teria sido bastante estranho se elas tivessem recusado o convite.

Então, juntamos as mesas e os dois grupos estavam jogando e compartilhando experiências. Na verdade, eu também não estava procurando paquerar a todo custo; pelo contrário, estava bastante relaxado e feliz por estarmos todos compartilhando aquele momento. No final das contas, de forma indireta, chamei bastante a atenção, já que fui eu quem juntou os grupos e todos nós estávamos rindo. Além disso, por estar relaxado, simpático e na minha, fazia com que o grupo confiasse em mim de forma indireta, pois estava sendo legal, divertido, natural e espontâneo.

Jogamos várias partidas e, depois de terminar o jogo, nos concentramos em conversar uns com os outros, com o objetivo de nos conhecer melhor. Como é normal, havia uma garota que chamou minha atenção, então me interessei mais por ela, buscando conversas mais individuais para nos conhecermos melhor e tentar chamar ainda mais sua atenção. Meu objetivo era seduzi-la, o que estava conseguindo de maneira eficaz. Enquanto continuávamos conversando, todos participando da conversa em grupo e compartilhando histórias entre nós, de repente, tocou uma música que eu gostava, então aproveitei aquele momento e convidei a tailandesa que tinha me chamado tanto a atenção para dançar. Estávamos em um ambiente descontraído e em grupo, e ela aceitou sem problema algum. Também destaco que, ao convidá-la para dançar, estava mostrando que realmente estava interessado nela. Dessa forma, de maneira indireta, estava seguindo os passos que mencionei no capítulo anterior para despertar o desejo dela.

Enquanto dançávamos, olhávamos fixamente nos olhos um do outro, ambos sorriam, nos tocávamos as mãos e havia contato físico; em resumo, era evidente que havia química e tensão entre nós, então a beijei carinhosamente e ela retribuiu o beijo. Dançamos um pouco mais, trocamos alguns beijos acompanhados de carícias e depois voltamos para o grupo. Continuamos todos juntos por mais algumas horas, até ficar tarde e todos quererem ir para casa. Naquele momento, aproveitei a oportunidade para falar com a tailandesa que me interessava em particular e propor que fôssemos para um lugar mais íntimo, que era o hotel onde eu estava hospedado naquele momento em Bangkok. Ela aceitou meu convite com entusiasmo e passamos uma noite agradável juntos.

Na manhã seguinte, fomos comer e ela me mostrou um pouco da cidade, o que sempre é ótimo quando se está na companhia de um local que sabe para onde te levar. No final, nos encontramos algumas vezes mais, mas tive que me despedir dela, pois precisava continuar minha viagem solo. Poderia ter ficado mais dias, mas preferi seguir meu caminho em direção ao próximo destino, que era outra cidade um pouco mais ao norte, especificamente Pai. Lá, eu conheceria novas pessoas novamente, mas isso já é outra história.

Como você deve ter observado, esses casos são uma ótima oportunidade para paquerar e conhecer novas pessoas. No final das contas, como seres humanos, estar em um grupo e ser sociável com outro grupo diferente geralmente transmite boas vibrações e faz o ambiente relaxar. Dessa forma, você dá a entender de forma indireta que não está procurando nada sexual, apenas quer socializar, conhecer pessoas diferentes e ser simpático. Isso fará com que o ambiente fique relaxado, que você conheça outras pessoas dentro do conforto do seu grupo e, muito provavelmente, chame a atenção de alguém pelo simples fato de ter iniciado a primeira interação. Além disso, o jogo da sedução será facilitado, pois nenhum de seus amigos estará competindo com você, já que eles não estavam interessados em paquerar, seja porque têm namorada, como neste caso, ou por qualquer outro motivo. Portanto, seria um bom caso para você aproveitar e acabar paquerando naquela noite.

Atenção, isso é apenas um exemplo que aconteceu comigo alguns anos atrás e que eu queria compartilhar com você. Para aplicá-lo, não é necessário ser o único interessado em paquerar; você também poderia usá-lo com um grupo de amigos que estivesse na mesma sintonia que você e poderia obter os mesmos resultados. Isso é apenas uma ideia que talvez possa ser útil quando você se encontrar em uma situação semelhante e quiser juntar grupos. Então, lembre-se, relaxe, seja você mesmo e sempre tente se divertir; isso geralmente é o mais atraente e costuma chamar a atenção, o que facilitará a tarefa da sedução.

RESUMO DE TÉCNICAS PARA PAQUERAR

CAPÍTULO XIX

Neste capítulo, vou abordar uma série de técnicas ou estratégias que desenvolvi ao longo dos anos, e da minha experiência no campo da sedução. Realmente não são técnicas nem estratégias, são mais situações que podem surgir na vida cotidiana e que podem ser aproveitadas para paquerar e alcançar seu objetivo, de seduzir aquela pessoa que chamou sua atenção. Por isso, acho que é uma boa ideia compartilhar isso com você, porque tenho certeza de que, em algum momento, você se encontrará em alguma situação semelhante e isso poderá ajudá-lo. Então... Vamos começar!

Técnica da Anaconda

Vou te colocar em situação, a anaconda é um animal muito pesado e grande, então não pode caçar suas presas por surpresa, pois é muito óbvia, o que faria com que elas fugissem apavoradas, e ela acabaria morrendo de fome. Pelo contrário, sua estratégia para conseguir comida é bastante simples. Ela costuma se esconder em algum lugar onde haja água, pode ficar dias sem comer, mas sabe que há água ali, e mais cedo ou mais tarde algum animal virá beber lá. Então ela fica à espera de sua presa, escondida na água, relaxada, tranquila, sem chamar a atenção. Coitado do animalzinho que foi beber lá, pois não sabia que a serpente estava ali, enquanto o animal bebe, ela aproveita a oportunidade, sai de seu esconderijo e... acaba levando um bom bocado para comer. Ela se move e procura outro esconderijo para realizar a mesma estratégia. Como você pode ver, uma técnica com bastante estratégia.

Você vai me dizer... Você está louco! Isso é o mundo animal! Mas... O que isso tem a ver com sedução? Eu te explico. Resumidamente, é estar no lugar e no momento certos. Suponha que você esteja lendo um livro em um parque, e de repente passe uma mulher atraente na sua frente que chama sua atenção. Você pode agir como a anaconda e aproveitar a oportunidade para conhecê-la, ou deixá-la passar e ficar na vontade. Vamos para outro cenário, você decidiu sair sozinho para se divertir, está tomando algo em um bar, ou na rua, onde você preferir, de repente senta ao seu lado um grupo de pessoas que chama sua atenção, novamente depende de você agir ou não. Vamos para outro cenário. Você está em uma boate. Sozinho. Um pouco nervoso, mas disfarça relaxadamente. Dá um gole na sua bebida favorita. De repente, toca uma música que você gosta, começa a dançar, olha ao redor. Você vê uma mulher bonita te olhando. Você retribui o olhar. Ela sorri para você e... Novamente é com você escolher. O que você vai fazer? Vai agir e conversar com ela? Ou vai ficar olhando enquanto outro a leva? Se decidir agir em qualquer cenário que eu propus, chamo isso de técnica da anaconda.

Traduzido para os seres humanos, é aproveitar as oportunidades que a vida oferece para conhecer pessoas, estando no lugar e no momento certos. Pode-se dizer que é uma técnica, já que, se você for observador, poderá imaginar por onde as pessoas passam, talvez seja a praça da sua cidade, o bar da moda, o parque central, a praia, o lago, um aeroporto, transporte público, ou qualquer cenário. A questão é que você pode ir sozinho ao ambiente que considerar adequado, seguir seu próprio ritmo e usar essa técnica da famosa anaconda a seu favor. Com isso, não só desenvolve confiança, pois estará se expondo a situações desconfortáveis indo sozinho, mas também aprimora suas habilidades sociais e tem uma ótima oportunidade de conhecer pessoas novas e únicas.

Técnica da Porta

Esta é, provavelmente, mais intuitiva, mas vou explicá-la de qualquer forma. Imagine que você está com um amigo, dançaram, se divertiram, conheceram um grupo de garotas interessantes, mas infelizmente elas tiveram que sair mais cedo. De repente, você olha para o relógio e percebe que o clube onde estão vai fechar em breve. Você fica nervoso, começa a pensar que vai voltar para casa sozinho, e isso não te agrada muito. Não se preocupe, aqui é onde entra o "porta", a famosa estratégia milenar.

Como você deve ter observado, quando a festa acaba sempre há um grupo de pessoas que fica conversando do lado de fora, esperando que surja algum plano, passando o tempo, ou apenas esperando o efeito do álcool diminuir um pouco. Este pode ser o seu momento para conseguir o que estava procurando a noite toda.

Que coincidência, justo há um grupo de duas garotas que acabaram de sair pela porta, acendem um cigarro e ficam conversando um pouco. Você está com seu amigo, conversando tranquilamente, terminando aquele último drink que sobrou.

O que você faria? Iria falar com elas, com a intenção de propor um novo plano ou simplesmente conhecê-las? Ou... Ficaria olhando sem dizer nada? Certamente eu faria a primeira opção, mas isso já é com você.

A esta bobagem e devaneio mental, eu chamo de risadas, a técnica da porta. Que, de vez em quando, funciona, pois se analisarmos o comportamento humano em modo psicológico, quando a festa termina, há muitas pessoas que ficam com vontade de fazer algo mais, chame isso de álcool, drogas, ou simples entusiasmo, mas é um fato. Portanto, se você for inteligente e observador o suficiente, poderá abordar esse grupo que chamou sua atenção, propor um plano alternativo, conversar com a intenção de se conhecerem e ir para algum outro lugar. Você poderia sugerir ir para outro bar, uma boate, aquele after que você conhece, ou propor tomar algo na casa de alguém. Se der certo, terá a chance de ter paquerado naquela noite. Se der errado, pelo menos terá se divertido um pouco. No final das contas, não tem nada a perder e muito a ganhar se der certo. Então, tente na próxima vez que sair. Lembre-se da técnica da porta.

Técnica da Aranha Saltadora (Flerte)

Vou te situar: outro dia eu estava assistindo a um documentário da Netflix sobre animais. Às vezes gosto de assistir documentários sobre animais, acho que há muitos comportamentos no reino animal que são aplicáveis aos seres humanos. No final das contas, não devemos esquecer que somos animais, é verdade que mais desenvolvidos, mas todos viemos do mesmo mundo. Portanto, existem comportamentos ou padrões que são semelhantes tanto em humanos quanto em animais, ou neste caso, artrópodes.

Como eu estava te contando... Essa aranha é muito interessante e pitoresca. Tem um tamanho muito pequeno, mas cores muito chamativas no macho, enquanto a fêmea é de cor mais acinzentada. O interessante é que, quando chega a época de acasalamento, é o macho que precisa chamar a atenção da fêmea. (Como muitas vezes acontece com os humanos... que coincidência...)

O macho, para chamar a atenção de sua futura parceira, faz uma dança curiosa e peculiar, digna de ser vista, fazendo acrobacias, saltos e exibindo suas belas cores. A fêmea, por outro lado, fica observando, analisando, e escolhe o macho que dança melhor e mais chama sua atenção. Cuidado com o macho que se aproximar sem seu consentimento, pois essa aranha costuma comê-los se não os escolher. Que perigo. Ainda bem que nós não passamos por isso. No máximo, e no pior dos casos, seremos rejeitados, o que não é um grande problema se comparado com essa aranha.

Como você pode observar, isso se traduz para nós, seres humanos, e especialmente para os homens. É saber como se vestir, como se mover, como parecer elegante, como parecer mais confiante, como agir. Em suma, como se destacar entre os demais. Pode ser sua lábia, sua simpatia, sua aparência, seu engenho, sua inteligência, qualquer característica que você imaginar ou todas as mencionadas anteriormente. Portanto, você precisa descobrir as suas e fazê-las se destacar. A chave está em chamar a atenção de alguma forma, porque se você não chamar, terá sorte... porque pelo menos não terminará como jantar, mas ficará sozinho, e ninguém gosta de estar sozinho.

Técnica das Amigas da Pessoa que Está Saindo com Seu Amigo

Isso é mais um conselho, caso você não tenha pensado nisso. Vou te situar: imagine que um dos seus amigos conheceu uma garota outro dia quando vocês saíram juntos, e já saiu com ela algumas vezes. Talvez seja uma boa ideia dizer ao seu amigo que ele pense em você e sugira à sua companhia que saiam um dia com uma das amigas dela também. Dessa forma, você estará em um ambiente amigável, com seu amigo, sua ficante, talvez mais algum amigo seu e as novas amigas.

Essa é uma ótima maneira de paquerar e conhecer novas pessoas, porque, como seu amigo está saindo com essa garota, trazer as amigas dela pode ser uma ótima ideia, pois o ambiente será mais descontraído, não haverá tanta pressão e mais ou menos a amiga terá uma ideia do que se trata.

Pode parecer besteira, mas é uma técnica muito boa de alavancagem, pois, assim como no trading, aqui você estará alavancado na amiga do seu amigo para conseguir um encontro duplo.

Você também pode aplicar isso ao contrário e ser você o amigo generoso que arranja um encontro para aquele cara que você conhece e tem dificuldade em sair com mulheres.

Técnica do Calçadão

Essa técnica está um pouco relacionada com a técnica da anaconda, mas tem algumas diferenças pequenas. Como o próprio nome sugere, tem a ver com estar na rua.

Você pode aplicar essa técnica tanto sozinho quanto com um amigo. É bastante simples: consiste em estar na rua. Digamos que perto de onde você mora há um bairro onde as pessoas costumam ficar mais na rua, passeando, tomando algo e compartilhando momentos.

Nesse caso, como um bom sedutor que decidiu ser, você simplesmente iria fazer as suas coisas e tentar iniciar interações sociais do zero. Além de ter a chance de conhecer alguém interessante, você também terá a oportunidade de praticar suas habilidades sociais e ganhar experiência nesse campo.

Então, da próxima vez que estiver entediado em casa, saia para a rua, vá para uma área movimentada da cidade e se anime a falar com desconhecidos. Dependerá de você se quer ir sozinho ou acompanhado. Mas, na minha opinião, não seria uma má ideia fazer isso sozinho de vez em quando, pois assim você ganhará confiança, segurança em si mesmo, além de colocar suas habilidades sociais mais à prova.

Técnica da Discoteca LGBT

Mas Giovanni, o que você está dizendo? Se você me ouviu bem, eu disse discoteca LGBT. Deixe-me explicar.

Primeiro, se você tem sua sexualidade bem definida, não deve se importar de estar em uma discoteca desse tipo, já que seu objetivo não será flertar com um homem.

Segundo, compartilho isso com você por experiência própria, não é segredo, mas talvez você não estivesse ciente disso. Quero dizer que é muito possível flertar com uma mulher em uma discoteca LGBT, na verdade, às vezes até facilita a tarefa.

Por que você pode estar se perguntando? Muito simples. Ao estar em uma discoteca LGBT, a mulher, em geral, se sente mais relaxada, porque sabe que ninguém vai tentar flertar com ela, já que geralmente os homens que frequentam esses lugares não têm interesse em se relacionar com uma mulher. Portanto, ela estará mais receptiva, em geral, para iniciar uma conversa com você.

Isso é um ponto a seu favor, pois além de se perguntar o que um homem heterossexual está fazendo ali, ela também poderá ver que você tem uma mentalidade mais aberta, não se importa com categorizações sociais, além de mostrar segurança em si mesmo. Como você aprendeu neste livro, isso atrai e gera curiosidade.

Então, se você jogar bem suas cartas, esse pode ser um ótimo cenário para conhecer uma mulher e seduzi-la. Pessoalmente, sempre que fui a uma discoteca desse tipo, sempre acabei flertando por todas essas razões que te contei. Na verdade, a última vez foi alguns dias atrás em uma viagem que fiz a Londres antes de terminar este capítulo, e literalmente a garota me disse que não esperava flertar em um lugar assim, que na verdade ela estava indo para evitar que homens flertassem com ela, mas que eu tinha sido diferente e ela se sentiu atraída por mim. Como anedota, posso te dizer que a conheci na sexta-feira e estive saindo com ela até eu sair de Londres na terça-feira seguinte. Talvez conte a história mais adiante, ou em outro livro.

Tente ir um dia a uma discoteca LGBT e veja o que acontece, mas você terá que conversar com as mulheres, caso contrário, não acontecerá nada, ou talvez um homem se aproxime de você e, com sorte, aumente sua autoestima e ego, afinal, todos gostamos de ser atraentes. Anime-se e veja o que acontece.

LA SEDUÇÃO NO DIA A DIA

CAPÍTULO XX

Agora que você está chegando ao final, já posso te chamar de Mestre Sedutor. Então, mestre, falta apenas um último esforço para conquistar a maestria da sedução. Que é integrar a sedução em seu dia a dia, não apenas para seduzir uma mulher, mas para qualquer aspecto da vida diária.

Deixe-me explicar melhor, a sedução é uma arte, uma ciência, é conseguir o que você quer e considera mais vantajoso para si mesmo, de qualquer situação que você possa imaginar. Você pode usá-la para conquistar, para fechar uma venda, para convencer seu amigo a fazer uma viagem, para demonstrar segurança em uma entrevista de emprego ou simplesmente para ser percebido como alguém confiante e carismático.

Sabendo de tudo isso e para deixar mais claro, farei um resumo de como a sedução pode ser utilizada em cada aspecto da vida cotidiana.

Sedução Social: Conectando com Naturalidade

A sedução social envolve a habilidade de construir conexões autênticas com as pessoas em seu ambiente cotidiano, seja em eventos sociais, reuniões familiares ou saídas casuais. Consiste em captar a linguagem corporal das pessoas ao seu redor, fazendo uma análise superficial de cada pessoa, de modo que você possa se posicionar melhor e antecipar os movimentos das pessoas. O objetivo é sempre ganhar o respeito dos outros e obter o máximo benefício do grupo, conhecendo as pessoas e também entendendo como elas podem agir com você. O que você pode esperar delas e o que você pode oferecer a elas. O objetivo é sair sempre em uma posição favorável e evitar que se aproveitem de você.

Alguns princípios-chave incluem:

- **Abertura e Autenticidade**: Ser natural em suas interações, mostrando um interesse genuíno pelos outros. Isso fará com que você seja percebido como alguém de alto valor e, consequentemente, respeitado, além de deixar as pessoas mais propensas a lhe fazer favores.

- **Empatia e Escuta Ativa**: Compreender as emoções dos outros, demonstrar que se importa com o que eles dizem, mas ao mesmo tempo expressar sua própria opinião e ponto de vista, sem ser influenciado pelos outros.

- **Comunicação Não Verbal**: Utilizar uma linguagem corporal positiva que transmita confiança e abertura. Também analisar a linguagem corporal dos outros para entender em que posição eles estão.

Exemplo Prático: Imagine que você está em uma festa. Em vez de se concentrar em impressionar, você decide ouvir os outros e compartilhar histórias autênticas sobre si mesmo. Isso cria conexões verdadeiras e duradouras, ao mesmo tempo em que chama mais atenção.

Exercício: Escolha um evento social próximo. Concentre-se em ouvir os outros e compartilhar histórias autênticas sobre si mesmo.

Objetivo: Construir conexões mais reais e autênticas.

Sedução no Trabalho: Destacando Profissionalmente

A sedução no trabalho não se trata de manipulação, mas sim de destacar suas habilidades e personalidade de forma a se tornar memorável e respeitado no ambiente de trabalho. O objetivo é ser percebido como alguém seguro, confiável e determinado, o que facilitará indiretamente o seu trabalho.

Princípios chave:

- **Comunicação Assertiva**: Expressar suas ideias de forma clara e segura, sem se deixar influenciar pelas opiniões dos outros. Estabeleça seus limites para ser respeitado. Também é importante ouvir e respeitar as opiniões dos outros.

- **Empatia Profissional**: Compreender as perspectivas de seus colegas e superiores, mas também expressar seus próprios pontos de vista de forma respeitosa, mesmo que sejam diferentes dos outros. Isso transmite respeito e confiança, enquanto faz com que seus colegas o respeitem e valorizem mais.

- **Apresentação Impactante**: Destacar-se não apenas pelo seu trabalho, mas também pela forma como o apresenta. Aprenda o nome de todos os seus colegas. Converse com eles. Pergunte sobre suas vidas, como foi o fim de semana deles. Mostrando esse pequeno interesse, você fará com que as pessoas no seu trabalho tenham alta estima e respeito por você.

Exemplo Prático: Em uma reunião, escolha cuidadosamente suas palavras para expressar suas ideias de maneira clara e eficaz. Isso não apenas o destaca, mas também constrói uma reputação de ser um comunicador eficaz.

Exercício: Mostre interesse pelas pessoas ao seu redor no trabalho, começando por aprender os nomes de todos, perguntando sobre o dia a dia deles, mostrando um interesse genuíno e, em geral, sendo simpático, amigável e divertido.

Objetivo: Destacar-se não apenas pelo seu trabalho, mas também pela forma como se relaciona com os outros.

Sedução nas Vendas: Persuasão com Foco no Cliente

A sedução nas vendas envolve compreender as necessidades do cliente, persuadi-los de forma ética e oferecer seu serviço ou produto. Construindo relacionamentos sociais e demonstrando interesse pelos seus potenciais clientes.

Princípios chave:

- **Empatia com o Cliente**: Compreender suas preocupações e necessidades. Quanto mais você conhecer o cliente, mais fácil será fazer uma venda. Isso é tão simples quanto demonstrar naturalmente preocupação por ele. Aprender seu nome, perguntar sobre sua família, sua situação no trabalho, em resumo, mostrar uma curiosidade genuína e natural pela pessoa dele. O objetivo é que ele se sinta confortável com você, para que assim possa realizar a venda.

- **Linguagem Persuasiva**: Utilizar palavras e tom de voz que ressoem com o cliente. Você precisará entender o que ele gosta, como fala e se expressa. Adaptando-se à sua linguagem e gostos, você se conectará com ele, facilitando a venda. Isso não é manipulação, mas sim sedução.

- **Negociação Ganha-Ganha**: Buscar soluções que beneficiem tanto o cliente quanto você. Isso pode ser aplicado a qualquer área da vida.

Exemplo Prático: Imagine que você trabalha em vendas. Ao abordar um cliente, concentre-se em entender suas necessidades antes de apresentar seu produto. Isso não apenas fecha vendas, mas também constrói relacionamentos de longo prazo.

Exercício: Imagine-se como um cliente em potencial para o seu próprio produto ou serviço. Identifique suas preocupações e necessidades. Analise como você pode resolver essas necessidades com o produto que oferece.

Objetivo: Ajustar sua abordagem de vendas para lidar com essas preocupações.

Sedução no Dia a Dia: Transformando Situações Cotidianas

A sedução no dia a dia envolve aplicar princípios sedutores em sua rotina diária para melhorar interações e situações comuns. Pode ser ao fazer compras, praticar esportes, durante viagens ou qualquer situação cotidiana que você possa imaginar.

Princípios chave:

Comunicação Positiva: Transmitir mensagens de forma otimista. Irradiar energia positiva em todos os momentos é um princípio chave para fazer com que as pessoas ao seu redor o percebam como alguém alegre, confiável e que contagia sua positividade. Ao conseguir isso, as pessoas terão estima por você, vão querer passar tempo contigo e te respeitar.

Confiança Pessoal: Projetar confiança em sua linguagem e comportamento. Isso pode parecer óbvio, mas é a chave mais importante da sedução. Projetar confiança é essencial em qualquer ambiente ou situação de sua vida cotidiana.

Adaptabilidade: Ser flexível e adaptável a diferentes situações. Como o camaleão que se adapta para sobreviver em um ambiente hostil, ser sedutor funciona da mesma forma. Você terá que se adaptar a situações confortáveis e desconfortáveis, sempre tirando o melhor de si mesmo e aproveitando ao máximo cada situação.

Exemplo Prático: No seu dia a dia, você decide abordar as situações com uma atitude positiva. Isso não apenas melhora suas interações com colegas e amigos, mas também o torna mais atraente em diferentes contextos.

Exercício: Durante uma semana, concentre-se em abordar situações cotidianas com uma atitude positiva. Observe como isso influencia suas interações e como os outros o percebem.

Objetivo: Melhorar seu ambiente diário com uma perspectiva otimista.

O objetivo deste capítulo foi mostrar que a sedução não se limita apenas a seduzir mulheres, mas é aplicável a qualquer aspecto da vida, como expliquei em cada ponto anterior. Com isso em mente, espero que entenda que a sedução é uma arte que você deve praticar diariamente, em todos os aspectos da sua vida cotidiana. Ao fazer isso, você poderá construir relacionamentos mais sólidos, ser percebido como alguém de alto valor e ganhar o respeito dos outros. Aplicar a sedução no seu dia a dia também permitirá que você tire o máximo proveito das suas interações diárias, alcançando objetivos pessoais, seja em vendas ou obtendo mais favores das pessoas ao seu redor.

O PERIGO DA DEPENDÊNCIA DA SEDUÇÃO

CAPÍTULO XXI

Você leu corretamente, caro leitor, a sedução pode ser muito viciante e é importante ter cuidado com isso. Uma vez que você comece a ter sucesso no campo da sedução e perceba que está começando a ter êxito com o sexo oposto, você vai querer mais e será cada vez mais difícil se satisfazer.

Com isso, quero dizer que você vai dedicar muito tempo e energia, o que pode ser perigoso, já que deixará de fazer coisas importantes para sair para seduzir. Falo por experiência própria. Portanto, é preciso ter muito cuidado com isso, ou pelo menos estar ciente de onde isso pode te levar. Porque não há nada de errado em dedicar tempo à sedução, mas quando sua vida gira em torno disso, é quando se torna perigoso e viciante. Conto isso como conselho e advertência.

No entanto, se você está começando, é recomendável dedicar bastante tempo, pois caso contrário nunca poderá aprimorar suas habilidades sociais e de sedução. No início é quando mais tempo deve ser dedicado, pois como em toda arte, esta também exige aprendizado.

Então, querido mestre da sedução, não se esqueça de colocar em prática tudo o que aprendeu neste livro, pois caso contrário, o que aprendeu não servirá de nada. Estudar a sedução para ter ideias e princípios claros é importante, mas infelizmente a sedução é mais prática do que teórica.

Portanto... Saia, divirta-se, seduza e continue aprendendo!

E não se esqueça de que isso pode ser viciante, mas tenho certeza de que o prazer de se tornar um sedutor não poderá ser descrito em palavras. Aqui me despeço, espero ter ajudado e foi um prazer compartilhar meus conhecimentos com você.

PRECISO DA TUA AJUDA

Como escritor independente, preciso pedir-te um pequeno favor, que para ti são 3 segundos do teu tempo, mas para mim significa muito, pois vai ajudar-me a alcançar mais leitores e também a posicionar melhor o meu livro.

Só quero que faças este favor se achares que o livro realmente te ajudou, se aprendeste um novo conhecimento que não tinhas e se te motivou a tornares-te no sedutor que sempre quiseste ser.

Se sentires tudo isto que mencionei anteriormente, significaria muito para mim que deixasses uma avaliação sincera e honesta. Preferia que fosse uma de cinco estrelas, mas o importante é que sejas honesto.

Portanto, se te ajudei com esta leitura, o único favor que te peço é que me ajudes com uma avaliação para que eu possa chegar a mais leitores.

Muito obrigado e muito sucesso neste mundo maravilhoso da sedução e das relações sociais!

¿PRECISAS DE AJUDA
MAIS PERSONALIZADA?

Caso já tenhas absorvido o suficiente com a leitura deste livro e sintas-te preparado para entrar em ação, fico muito feliz e espero que possas colocar em prática o que aprendeste.

Se, pelo contrário, precisas de uma ajuda mais personalizada para superar os teus medos, bloqueios e inseguranças, ficarás interessado em saber que ofereço mentorias personalizadas individuais através de videochamada, com o objetivo de desbloquear a tua mente, ultrapassar as tuas barreiras e tornar-te num sedutor.

O meu objetivo é ajudar-te a ser um novo sedutor, por isso, se estiveres interessado, não hesites em contactar-me. Farei o meu melhor para transmitir-te o meu conhecimento da melhor forma possível. Ficarei encantado em poder ajudar-te e juntos faremos com que alcances os teus objetivos neste mundo da sedução.

Para mais informações, envia-me um e-mail para info@mentalidadseductora.com, onde te darei informações mais detalhadas sobre a mentoria, ou se também quiseres fazer alguma consulta rápida, não hesites em fazê-lo. Estamos em contato. Aguardo o teu contacto. Só atendo em espanhol e inglês.

Made in the USA
Middletown, DE
06 January 2025

68988243R00129